上班族体质
调理计划

翟松会　王悦　主编

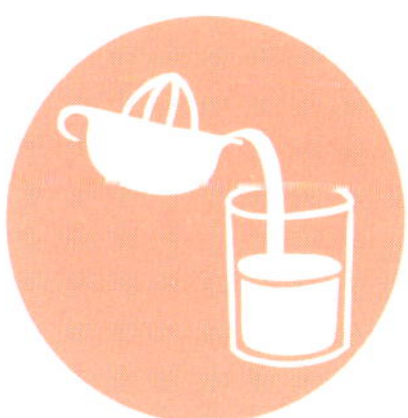

化学工业出版社

·北京·

本册编写人员名单
名誉主编：张天娥
主　　编：翟松会　王　悦
副 主 编：张芷绮
编写人员：王　悦　张芷绮　朱济墉　唐宝华　王　惑　张　莎　刘思凯　黄学进　雷　婷

图书在版编目（CIP）数据

上班族体质调理计划 / 翟松会，王悦主编. -- 北京 ：
化学工业出版社，2025. 11. -- ISBN 978-7-122-49496
-2

Ⅰ. R161

中国国家版本馆 CIP 数据核字第 2025NE4836 号

责任编辑：杨晓璐　杨骏翼　　装帧设计：逗号张文化
责任校对：刘曦阳

出版发行：化学工业出版社（北京市东城区青年湖南街13号　邮政编码100011）
印　　装：中煤（北京）印务有限公司
710mm×1000mm　1/16　印张5½　字数115千字　2025年11月北京第1版第1次印刷

购书咨询：010-64518888　　售后服务：010-64518899
网　　址：http://www.cip.com.cn
凡购买本书，如有缺损质量问题，本社销售中心负责调换。

定　　价：39.80元　

前言

如今老百姓对身心健康的需求已迈入全面升级的新阶段，呈现出从“被动治病”到“主动调养”的根本性转变。更多的人越来越愿意去了解专业的医学知识，以中西医结合的思维来进行日常身体养护和疾病调理。

四川大学华西第二医院成华妇女儿童医院（成都市成华区妇幼保健院)在长期致力于为妇女儿童身心健康保驾护航的基础上，又结合自身的能力特点，在上班族常见病调理、骨与关节保健和疾病治疗中也发展出了自己的专科特色。

在日常诊疗工作中，我们真切感受到老百姓对医疗知识了解得越多，在身体调理、疾病治疗中收益就越大；但我们也越来越多地看到，网络信息良莠不齐，时常误导老百姓的就医行为，甚至带来一些不可逆的伤害，所以我们组织医院各科室专业过硬、善于与患者沟通的一线专家，深挖患者门诊常见问题，组织编写了以下5个分册的科普图书——

《好孕从调理体质开始：中医备孕计划》：本书指导您如何通过中西医结合的方式调理体质，营造最佳的受孕环境，为新生命的到来做好更充分的准备。

《儿童常见病识别与家庭养护计划》：针对家长最为焦虑的儿童健康问题，教您如何辨别常见病症的苗头，并运用中医温和有效的方法进行家庭护理，助力孩子健康成长。

《骨与关节健康养护计划》：聚焦困扰各年龄段人群的筋骨问题，从日常养护到功能锻炼，提供系统的保健方案，让骨与关节更健康。

《女性身体养护计划》：关注女性的健康问题，从营养膳食、科学运动、心理调适、中医调理等多个维度出发，为您提供切实可行的行动方案，呵护身心健康。

《上班族体质调理计划》：针对现代职场人士常见的亚健康状态，如疲劳、压力、肥胖等问题，提供简便易行的中医调理建议，帮助您重拾生活与工作的活力。

本套丛书语言力求通俗易懂，方法追求实用安全，旨在将专业的中医知识转化为每个家庭都能理解和操作的日常实践。我们不仅告诉您“为什么”，更着重指导您“怎么做”，成为您放心学习、多次翻看的日常健康生活指南。

由于水平所限，书中难免有疏漏之处，恳请各位读者和同仁不吝指正。最后，祝愿每一位翻开此书的朋友，都能收获健康、平和与喜悦。

四川大学华西第二医院成华妇女儿童医院

（成都市成华区妇幼保健院）

目录

第一章 解码当代职场人的亚健康困局

第二章 久坐族的脊柱拯救计划

第六章 上班族的肠胃保卫战

第七章 熬夜加班后的修复秘籍

第八章 脱发青年的救赎之路

第九章 办公室养生指南

第一章

解码当代职场人的亚健康困局

当代职场人的亚健康状态，
是身体在疲惫与压力交织下发出的无声警报。
它不仅关乎生理的失衡，更是心理能量的慢性耗竭。
本章旨在解码这一隐形危机，
为在高速运转中磨损的身心，
提供一套从日常饮食到传统保健的修复指南，
帮助每一位奋斗者夺回健康与活力的主动权。

职场亚健康现状：大数据揭示的『隐形流行病』

如果你经常感到疲惫不堪，但体检报告却显示“各项指标正常”；如果你晚上辗转难眠，白天靠咖啡“续命”；如果你情绪波动大，容易感冒、头痛、肠胃不适……那么，你可能已经成为了“亚健康”大军中的一员。

这不是危言耸听。多项针对都市上班族的健康调查显示，超过70% 的职场人处于亚健康状态。它像一场“流行病”，悄无声息地侵蚀着我们的精力、工作效率和生活质量。

“卷”出来的疲劳：超长工时、KPI压力、内卷竞争，持续消耗着我们的精气神。

“坐”出来的毛病：每天8小时以上的久坐，导致颈椎、腰椎问题高发，气血运行不畅。

“吃”出来的负担：高油高盐外卖，饮食不规律，加重脾胃运化负担。

“熬”出来的损耗：熬夜加班或刷手机，既伤肝又伤肾，透支着宝贵的精血。

亚健康是现代医学检查的“盲区”，却是中医理论最能发挥优势的领域。它不是一个明确的疾病，而是身体从健康向疾病过渡的“灰色地带”。而中医的智慧，正在于能在这个阶段提前干预，帮你把身体拉回正轨。

中医视角：亚健康的根源

在西医看来，亚健康是病因不明的功能失调。而在中医眼里，其根源非常清晰：内在是五脏气血阴阳失衡，外在是压力、劳累、饮食、作息等生活方式失度。

核心病机可以概括为三点：

◎ 肝郁气滞（压力型）

这是上班族的头号问题。工作压力、人际关系导致情志不舒，肝的疏泄功能失常，气机运行不畅。好比城市的交通大堵塞，物资（气血）无法送达所需部位，人就会感到闷、胀、痛、烦。

◎ 脾胃虚弱（饮食型）

思虑过多伤脾，饮食不节伤胃。脾胃是后天之本，是气血生化的“厨房”。厨房功能差了，就无法生产足够的气血营养供给全身，导致疲劳、乏力、面色差。

◎ 心肾不交（透支型）

长期熬夜、过度劳累，首先耗伤的是肾精（身体的根本能量储备）和阴血。肾水不足，无法上济心火，导致心火偏亢。表现为晚上精神睡不着，白天疲劳起不来，上热（口腔溃疡、烦躁）下寒（手脚凉、腰膝酸软）。

亚健康自测清单

你的身体远比仪器敏感。在疾病形成之前，它会不断发出“求救信号”。请花一分钟，对照以下清单做个快速自测：

亚健康核心信号清单

能量告急（气虚）

- 总是感觉很累，睡醒了也不解乏。
- 说话有气无力，不想动弹，能坐着不站着，能躺着不坐着。
- 稍微活动就心慌、气短、爱出汗。

燃料不足（血虚）

- 头晕眼花，蹲下去再站起来眼前发黑。
- 记忆力下降，一转身就忘事。
- 面色苍白或萎黄，嘴唇、指甲颜色淡。
- 睡眠浅、多梦易醒。

交通堵塞（气滞）

- 经常叹气，感觉胸口闷，像堵着一口气。
- 情绪低落或烦躁易怒（肝气不舒）。
- 女性伴有乳房胀痛、月经不调。

系统过热（阴虚火旺）

- 手心脚心发热，心里烦躁（五心烦热）。
- 午后潮热，晚上盗汗。
- 口干咽燥，总想喝冷水。

引擎乏力（阳虚）

- 怕冷，手脚冰凉，比别人穿得多。
- 食欲差，吃点凉的就不舒服，容易腹泻。
- 精神萎靡，缺乏活力。

自测结果：如果以上症状你符合3~5条，说明已进入亚健康状态，需要开始关注和调理；如果符合5条以上，则表明身体失衡较明显，强烈建议采取行动。

身处竞争激烈的职场，职场人的身体常承受巨大压力，不同体质的人在健康表现上差异明显。精准调理的前提是辨清自己的体质。下面就为大家介绍几种常见体质的快速辨识方法和调理方案。

我们在家里常用到的按摩方法有以下4种。

1.指揉法: 用食指或中指的指腹，按压在穴位上。操作: 以穴位为中心，进行顺时针或逆时针的轻柔缓和的旋转揉动。力度: 力度由轻至重，以感觉局部有酸、麻、胀感为宜(中医称“得气”)。频率: 每分钟60~80次，持续3~5分钟。

2.推擦法: 宽胸理气效果佳。用大鱼际(拇指根部掌面肉厚处)或手掌掌面。操作: 贴于胸前，从膻中穴开始，自上而下，沿胸骨中线向肚脐方向推擦。力度: 轻柔、顺畅，感觉像是在温热胸口。频率: 反复推擦20~30次，至胸口感到温热舒适。

3.叩击法: 振奋阳气。手握空拳，拳心向下。操作: 用拳眼(拇指和食指一侧)轻轻、快速地叩击穴位。力度:轻快而有节奏，如雨点般，切勿用力过猛。持续1~2分钟。

4.指按法: 用拇指或中指的指腹垂直按压在穴位上。操作: 缓慢向下按压，保持力度，感受酸胀感。按压约30秒，然后缓缓松开，休息10秒，再重复按压。如此循环5~10次。

◎ 气郁质——“压力锅”型

● 关键字

闷、胀、痛、叹。

● 常见表现

情绪抑郁、紧张焦虑、烦闷不乐、多愁善感、乳房胀痛、咽喉有异物感(梅核气)。

● 一周调理计划

时间	饮食调理	运动与起居	核心调理
周一	玫瑰陈皮茶：取玫瑰花5朵、陈皮3克，沸水冲泡，代茶饮。	晨起做10分钟扩胸运动和深呼吸；睡前听舒缓音乐，避免睡前刷手机。	推擦法按摩膻中穴5分钟，每天1次。
周二	佛手粥：用佛手10克煮水，用此水熬粥，可加少许冰糖。	午休后散步15分钟，晒晒太阳。	晚上推肝经5分钟。
周三	重复周一的玫瑰陈皮茶。	工作间隙做“伸懒腰”动作。	指按法按摩阳陵泉穴5分钟，早晚各1次。
周四	饮食中可多加一些香菜、薄荷等芳香行气的调料。	下班选择一段路快走，微微出汗即可。	睡前热水泡脚15分钟，水温40℃左右。
周五	黄花菜汤：用黄花菜(金针菜)煲汤	约朋友或家人聊天、看喜剧，主动创造快乐。	再次推肝经，感受身体的放松。

续表

时间	饮食调理	运动与起居	核心调理
周六	享受一顿自己喜欢的美食，但注意七分饱。	户外活动日：去公园、山林等开阔环境徒步或骑行。	指揉法按摩太冲穴5分钟，早晚各1次。
周日	清淡饮食，让肠胃休息。	整理房间，断舍离，营造一个整洁舒适的环境。	指揉法按摩足三里穴5分钟，早晚各1次。

操作图解

按摩膻中穴

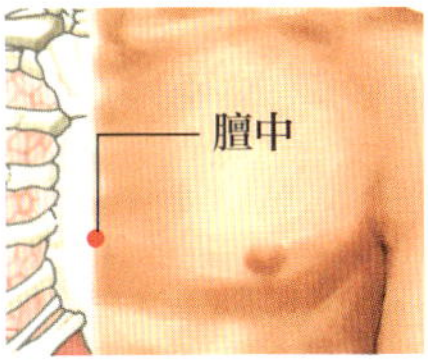

定位：胸部，前正中线上，平第4肋间，两乳头连线的中点。

简便取穴：男性可直接取两乳头连线的中点。女性因乳房形态差异，可采用胸骨中线与第4肋间水平线的交叉点来定位。具体方法是：找到锁骨，两个锁骨之间凹陷的窝为天突穴，向下摸到胸骨，然后找到胸骨角（平第2肋），再向下数两个肋间隙，即为第4肋间，其与前正中线的交点就是膻中穴。

推肝经

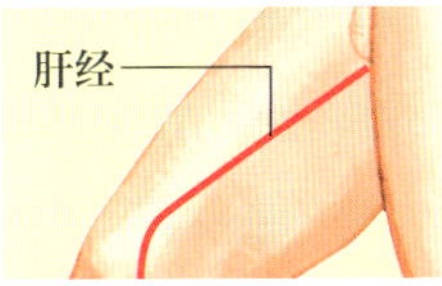

坐姿，双腿弯曲打开，从大腿根部沿肝经向前推至膝盖内侧。

按摩足三里穴

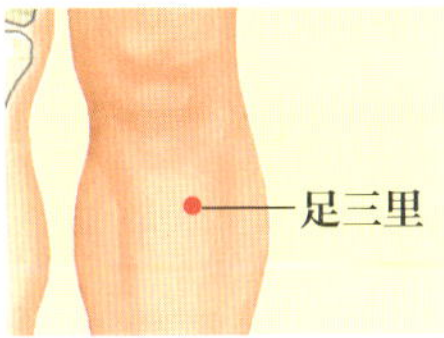

定位：在小腿前外侧，犊鼻穴（外膝眼）下3寸，犊鼻与解溪连线上。

简便取穴：坐位或仰卧位，屈膝。找到膝盖外侧的凹陷，即犊鼻穴。将除拇指外的四指并拢，食指至小指，以中指中节横纹处为准，四指的宽度即为3寸。从犊鼻穴向下量取四指宽的距离。在此处，用另一只手的手指触摸小腿正面，能摸到一块突出的骨头（胫骨），从这块骨头往外量取约一中指的宽度，按压有酸、麻、胀感处，即为足三里。

按摩阳陵泉穴

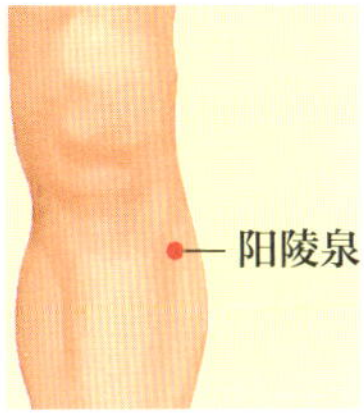

定位：在小腿外侧，腓骨头前下方凹陷处。

简便取穴：坐位或侧卧，屈膝。用手触摸膝盖外侧，膝盖外下方能摸到一个明显的、圆形的骨性突起，这就是腓骨头。在腓骨头的前下方可以触及一个明显的凹陷，按压有酸胀感，此处即为阳陵泉穴。

按摩太冲穴

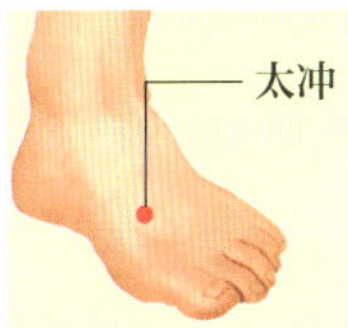

定位：在足背，第1、2跖骨间，跖骨底结合部前方凹陷中，或触及动脉搏动处。

简便取穴：坐位或仰卧位。由第1、2趾间缝向足背上推，至感觉到有一凹陷，约在足背第1、2跖骨结合部之前，能感觉到动脉搏动的地方，按压有酸胀感，即为太冲穴。

◎ 阳虚质——“冰箱”型

关键字

冷、白、稀、乏。

常见表现

手脚冰凉、怕冷喜暖、吃凉东西易腹泻、精神不振、腰膝酸软、面色㿠白。

一周调理计划

时间	饮食调理	运动与起居	核心调理
周一	生姜红枣茶：带皮生姜3片、红枣3颗掰开，煮水喝。	多晒太阳：上午或下午，晒背30分钟。	艾灸或用电吹风热风吹关元穴10分钟。
周二	桂圆茶：桂圆干5颗，泡水或煮水饮用，温补心脾。	进行一些轻松的家务，如扫地、浇花，让身体暖和起来。	睡前热水泡脚20分钟，至身体微微发热。
周三	烹饪时多放葱、姜、蒜、花椒等温性调料。忌生冷。	天气好时，出门散步20分钟，走到身体暖和即可。	艾灸或用电吹风热风吹中脘穴10分钟。
周四	羊肉汤：可适量食用羊肉汤，温补气血。	继续晒太阳，重点晒腰背部。	艾灸或用电吹风热风吹肾俞穴10分钟。
周五	多吃韭菜、核桃、虾等温补肾阳的食物。	和缓运动，如慢走，使身体温暖即可。	泡脚时加入几片生姜或艾叶。
周六	为自己煲一锅温补的汤（如当归生姜羊肉汤）。	户外活动日：选择天气晴好时进行户外散步或快走。	艾灸或用电吹风热风吹足三里穴10分钟。
周日	饮食温热，细嚼慢咽。	以休息为主，早睡。	搓热双手后搓揉后腰。

操作图解

艾灸关元穴

定位：在下腹部，前正中线上，脐中下3寸。

简便取穴：从肚脐中心垂直向下量取四指宽的距离，所在的前正中线上即为关元穴。

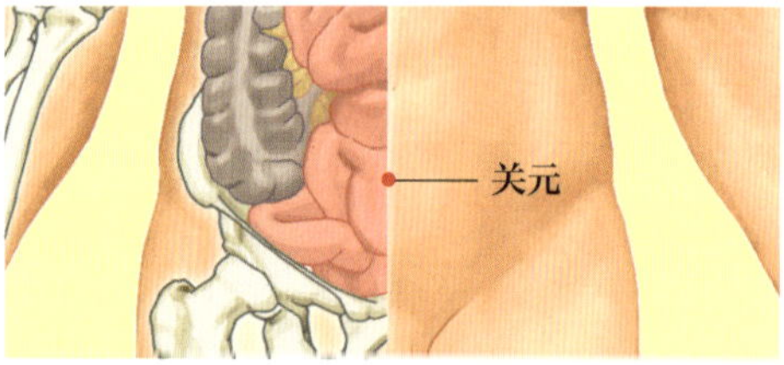

艾灸中脘穴

定位：在上腹部，前正中线上，脐中上4寸。

简便取穴：从肚脐向上量取一横掌（拇指除外）的距离，即约为4寸。

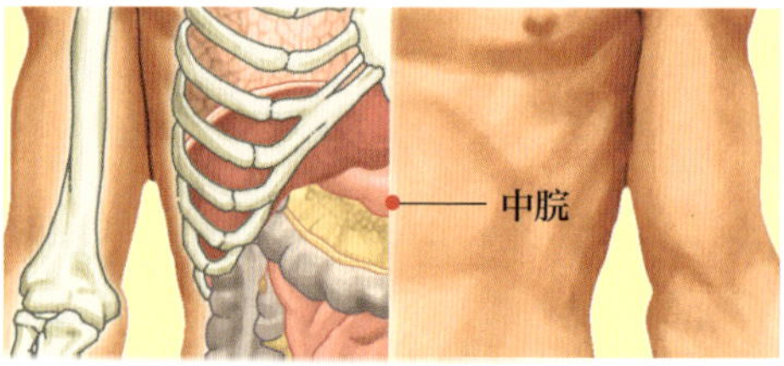

艾灸肾俞穴

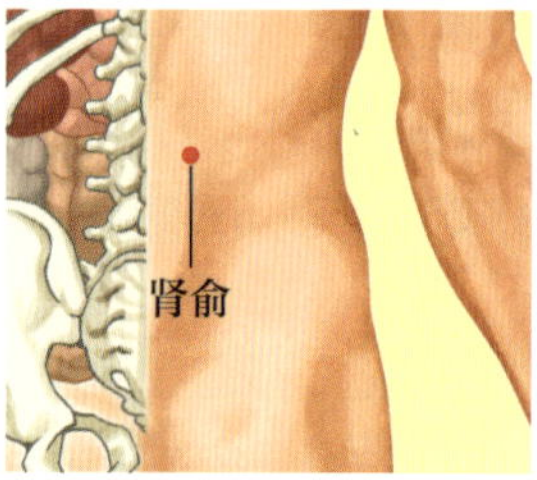

定位：在腰部，第2腰椎棘突下，后正中线旁开1.5寸。

简便取穴：坐位或俯卧位。找到腰部两侧的髂嵴即骨盆最高点，其连线中点所平对的是第4腰椎棘突。从第4腰椎向上数2个椎体，就是第2腰椎。在第2腰椎棘突下，旁开约两指宽（食指与中指并拢的宽度），即1.5寸处，即为肾俞穴。

艾灸足三里穴

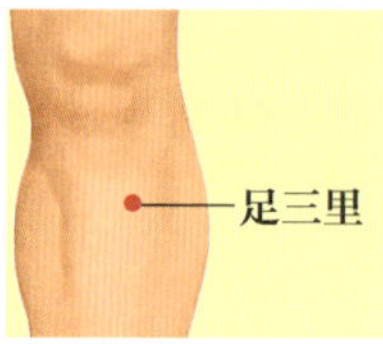

定位：在小腿前外侧，犊鼻穴（外膝眼）下3寸，胫骨前嵴外1横指（中指）处。

简便取穴：坐位或仰卧位，屈膝。找到膝盖外侧的凹陷，即犊鼻穴。将除拇指外的四指并拢，以中指中节横纹处为准，从犊鼻穴向下量取四指宽的距离。在此处，用另一只手的手指触摸小腿正面，能摸到一块突出的骨头，从这块骨头往外量取约一中指的宽度，按压有酸、麻、胀感处，即为足三里。

◎ 阴虚质——“干枯”型

关键字

干、热、燥、红。

常见表现

口干咽燥、手心脚心发热、面部两颧潮红、眼睛干涩、睡眠差、喜冷饮。

一周调理计划

时间	饮食调理	运动与起居	核心调理
周一	银耳百合羹：银耳一朵、百合干10克，慢炖成羹。	选择柔和运动：如散步、舒缓地拉伸，避免大汗淋漓。	推擦法按摩涌泉穴5分钟。
周二	桑椹水：干桑椹10克，泡水饮用，滋阴补血。	工作间隙做眼保健操，缓解眼睛干涩。	指揉法按摩太溪穴5分钟，早晚各1次。
周三	多吃梨、荸荠、甘蔗等汁液丰富的水果。忌辛辣。	坚决不熬夜，晚上11点前必须入睡。	指按法按摩三阴交穴10分钟，早晚各1次。
周四	蜂蜜水：晨起用温水冲一杯蜂蜜水饮用，润肠通便。	避免在烈日下活动。可在室内做瑜伽基础拉伸。	指按法按摩阴陵泉穴10分钟，早晚各1次。
周五	黑豆粥：黑豆、黑米、大米同煮，滋阴补肾。	晚饭后悠闲地散步15分钟。	用牛角梳梳头100下。
周六	享受一碗梨汤或甘蔗汁。可吃些豆腐、豆浆。	静养日：以室内活动为主，如看书、听音乐。	推擦法按摩涌泉穴，早晚各1次。
周日	饮食清淡滋润，多喝汤水。	傍晚在空气好的地方慢走，放松身心。	指按法按摩三阴交穴，早晚各1次。

操作图解

按摩涌泉穴

定位：在足底，屈足卷趾时足心最凹陷处。约当足底第2、3趾蹼缘与足跟连线的前1/3与后2/3交点凹陷中。

简便取穴：坐位或仰卧位，卷足。足底前部可见一“人”字形纹路。“人”字纹的顶点即为涌泉穴。

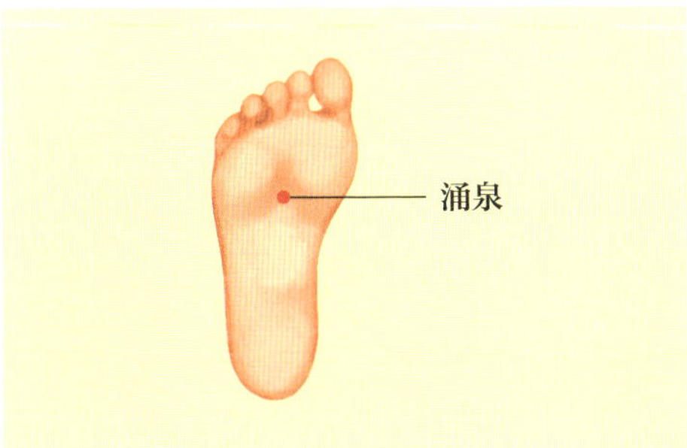

按摩太溪穴

定位：在踝区，内踝尖与跟腱之间的凹陷中。

简便取穴：坐位或仰卧位。找到脚踝内侧最突出的骨头，即内踝尖。用手触摸内踝尖后方，能摸到一条大筋，即跟腱。内踝尖与跟腱之间的凹陷处，按压有酸胀感，即为太溪穴。

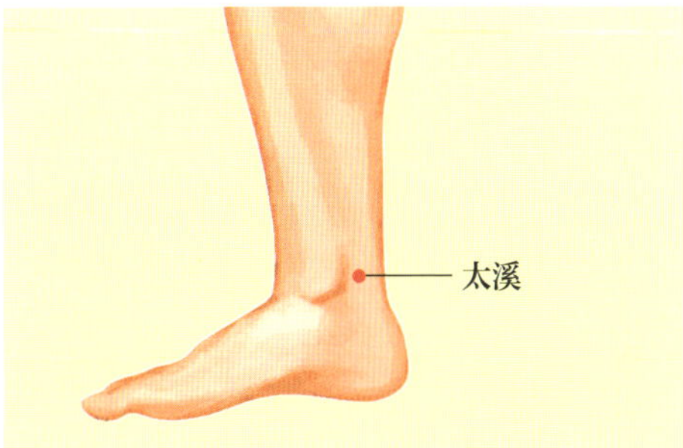

按摩三阴交穴

定位： 在小腿内侧，内踝尖上3寸，胫骨内侧缘后际。

简便取穴： 坐位或仰卧位。找到脚踝内侧最突出的骨头，即内踝尖。将除拇指外的四指并拢，以中指中节横纹处为准，四指的宽度即为“3寸”。从内踝尖向上量取四指宽的距离。在胫骨（小腿正前方的长骨）内侧边缘的后方，按压有酸胀感处，即为三阴交穴。

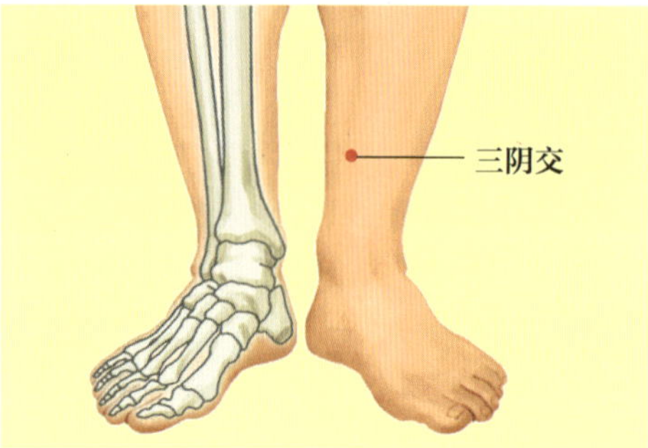

按摩阴陵泉穴

定位： 在小腿内侧，胫骨内侧髁下缘与胫骨内侧缘之间的凹陷中。

简便取穴： 坐位或仰卧位，屈膝。用手沿小腿内侧向上摸，能摸到膝盖下方一个突出的圆形骨头（胫骨内侧髁）。从这个骨头的下缘向下循摸，可触及一个明显的凹陷。按压此凹陷，有酸胀感处，即为阴陵泉穴。

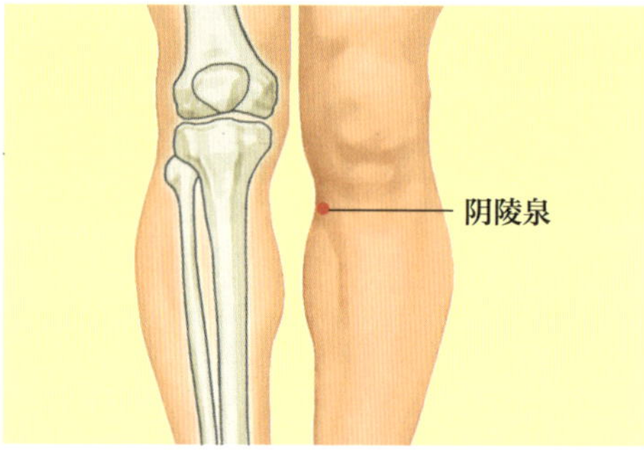

◎ 湿热质——“油面”型

关键字

油、腻、臭、烦。

常见表现

面垢油光、易生痤疮、口苦口干、身体困重、大便黏滞不爽、小便发黄、心烦气躁。

一周调理计划

时间	饮食调理	运动与起居	核心调理
周一	薏米绿豆粥：薏米、绿豆各一小把，煮粥作为早餐。	保证运动量：进行30分钟慢跑或快走，一定要出汗。	指按法按摩阴陵泉穴10分钟，早晚各1次。
周二	赤小豆冬瓜汤：利水祛湿。忌吃烧烤、油炸食物。	下班后快走或跳绳20分钟，帮助身体代谢	指按法按摩丰隆穴10分钟，早晚各1次。
周三	多吃绿叶蔬菜（如芹菜、油菜）、瓜类（黄瓜、苦瓜）。	重复周一的运动，保持出汗强度。	指揉法艾灸中脘穴10分钟，早晚各1次。
周四	忌甜食、冷饮。饮品可选用绿茶。	跳一套健身操或跟着视频跳舞，彻底出汗排湿。	指按法按摩曲池穴10分钟，早晚各1次。

续表

时间	饮食调理	运动与起居	核心调理
周五	饮食继续清淡，可选择清蒸、白灼的烹饪方式。	维持中等强度运动，如骑行，出汗为止。	指揉法按摩太冲穴10分钟，早晚各1次。
周六	检查饮食，坚决忌口油腻甜食。	户外运动日：去爬山或长途骑行，大汗淋漓。运动后及时补充温水，不要立刻喝冰饮。	艾灸脾腧穴10分钟。
周日	喝粥或汤羹，让肠胃休息。可吃些新鲜水果（如西瓜、梨）。	进行舒缓运动，如散步，促进循环。	指揉法按摩大椎穴10分钟，早晚各1次。

操作图解

按摩阴陵泉穴

定位：在小腿内侧，胫骨内侧髁下缘与胫骨内侧缘之间的凹陷中。

简便取穴：坐位或仰卧位，屈膝。用手沿小腿内侧向上摸，能摸到膝盖下方一个突出的圆形骨头（胫骨内侧髁）。从这个骨头的下缘向下循摸，可触及一个明显的凹陷。按压此凹陷，有酸胀感处，即为阴陵泉穴。

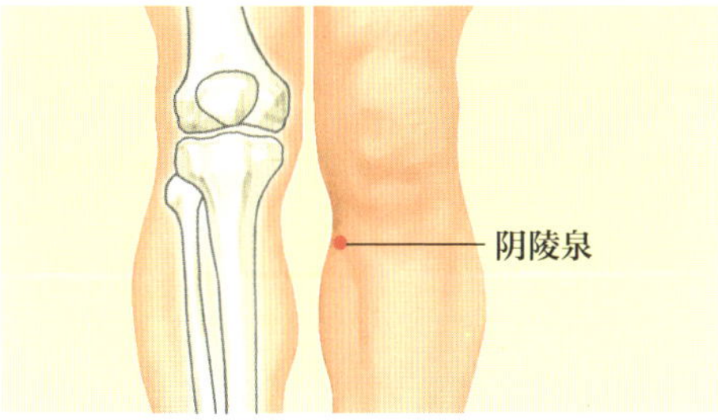

按摩丰隆穴

定位：在小腿外侧，外踝尖上8寸，胫骨前肌的外缘。条口穴外1横指处。

简便取穴：坐位屈膝或仰卧位。找到膝盖外侧的凹陷和外踝尖，将两者连成一条线。取这条线的中点，距膝盖和外踝的距离相等。然后找到小腿正面中央肌肉最隆起处。在此肌肉的外侧边缘，按压有酸胀感处，即为丰隆穴。

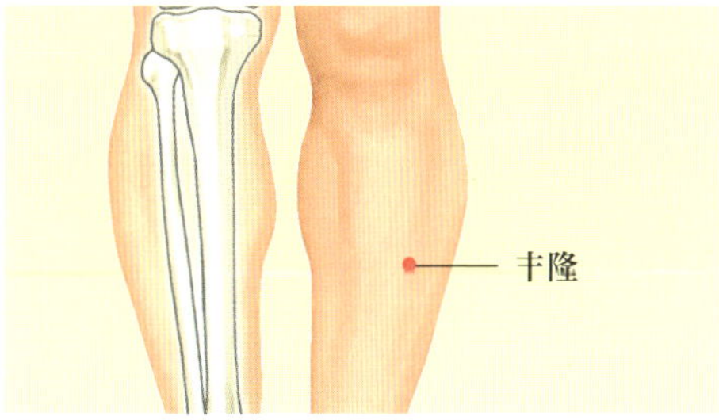

艾灸中脘穴

定位：在上腹部，前正中线上，脐中上4寸。

简便取穴：从肚脐向上量取一横掌（拇指除外）的距离，即约为4寸。

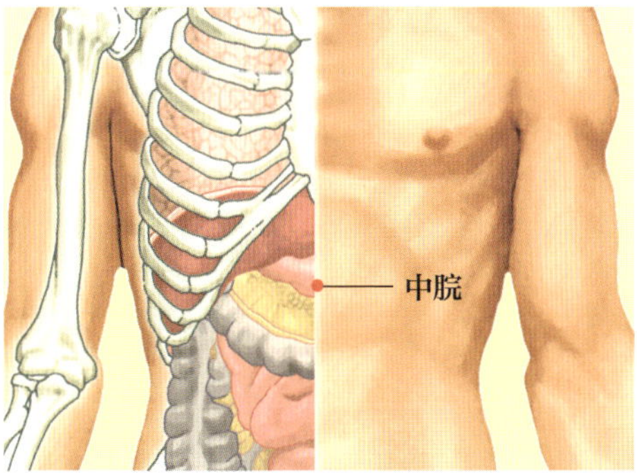

按摩曲池穴

定位：在肘横纹外侧端，屈肘时，尺泽与肱骨外上髁连线的中点处。

简便取穴：完全屈肘时，肘横纹外侧端的凹陷中即是。

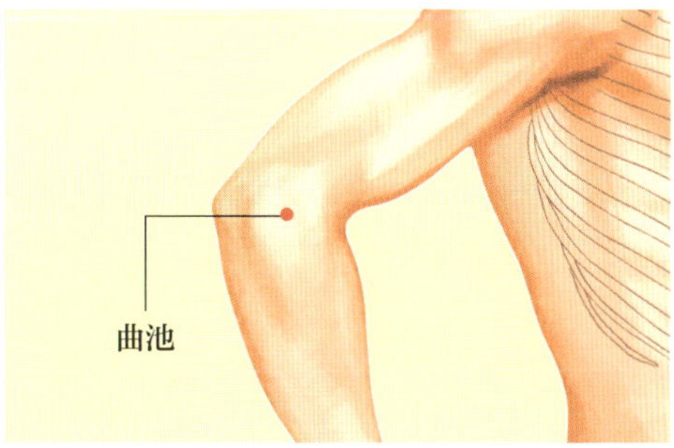

按摩太冲穴

定位：在足背，第1、2跖骨间，跖骨底结合部前方凹陷中，或触及动脉搏动处。

简便取穴：坐位或仰卧位。由第1、2趾间缝向足背上推，至感觉到有一凹陷，约在足背第1、2跖骨结合部之前，能感觉到动脉搏动的地方，按压有酸胀感，即为太冲穴。

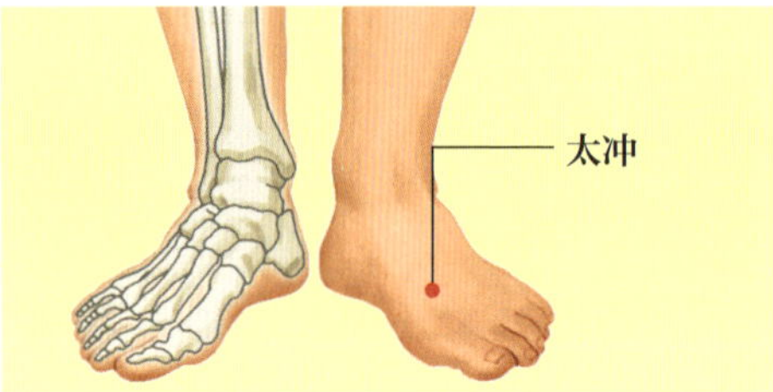

艾灸脾俞穴

定位：在脊柱区，第11胸椎棘突下，后正中线旁开1.5寸。

简便取穴：坐位或俯卧位。找到两侧的肩胛下角，将其连线，与此线平对的椎骨是第7胸椎棘突。从第7胸椎向下数4个椎体，就是第11胸椎。在第11胸椎棘突下，旁开约两指宽（食指与中指并拢）的宽度，即1.5寸处，即为脾俞穴。

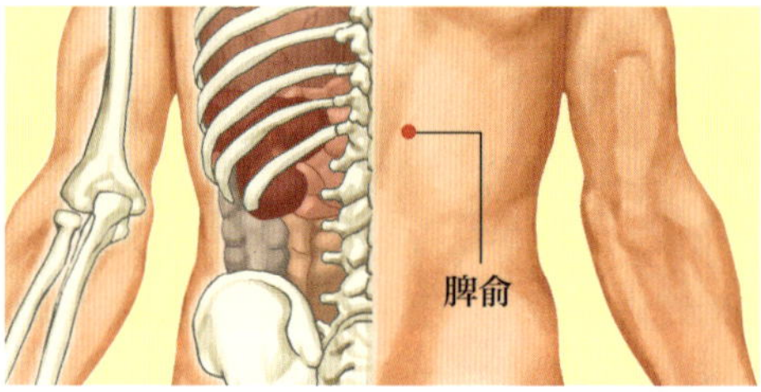

按摩天枢穴

定位：在腹部，横平脐中，前正中线旁开2寸。

简便取穴：仰卧位。找到肚脐。从肚脐水平向两侧旁开约三指宽，食指、中指、无名指三指并拢的宽度，即2寸处，即为天枢穴。

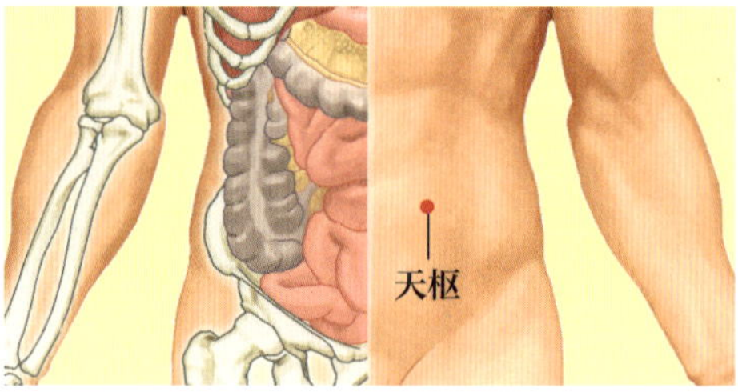

◎ 气虚质——“电量低”型

● 关键字

累、懒、汗，易感冒。

● 常见表现

精力不足、容易疲劳、声音低弱、气短懒言、动不动就出汗、容易感冒。

● 一周调理计划

时间	饮食调理	运动与起居	核心调理
周一	黄芪红枣水：取黄芪15克、红枣3颗掰开，沸水冲泡。	早上醒来，在床上缓慢地伸展四肢，再慢慢起床。保证午休20~30分钟，切忌熬夜。	指揉法按摩中脘穴10分钟，早晚各1次。
周二	山药粥：用铁棍山药一段（鲜品）与大米同煮为粥，健脾益气。	以舒缓的节奏散步20分钟，不感到疲劳为度。	睡前温水泡脚。
周三	重复周一的黄芪红枣水。	工作每隔1小时起身走动一下，去接杯水。	指揉法按摩足三里穴10分钟，早晚各1次。

续表

时间	饮食调理	运动与起居	核心调理
周四	党参鸡汤：用党参10克、鸡肉适量，煲汤食用。	饭后慢走10~15分钟，帮助消化吸收。	指揉法按摩脾俞穴5分钟，早晚各1次。
周五	多吃小米、南瓜、牛肉等补气的食物。	晚上10点前上床准备睡觉。避免剧烈运动。可做一些简单的伸展动作，如抬头、伸臂。	指揉法按摩足三里穴，早晚各1次。
周六	享受一顿营养丰富的早餐（如小米粥、蒸鸡蛋）。	温和活动日：在平缓地带慢走或进行轻松的园艺活动。	晒太阳（尤其是背部和头顶）20分钟。
周日	饮食清淡，细嚼慢咽。	以休息和静养为主，可以看书、听音乐。	指揉法按摩百会穴5分钟，早晚各1次。

操作图解

按摩中脘穴

定位：在上腹部，前正中线上，脐中上4寸。

简便取穴：从肚脐向上量取一横掌（拇指除外）的距离，即约为4寸。

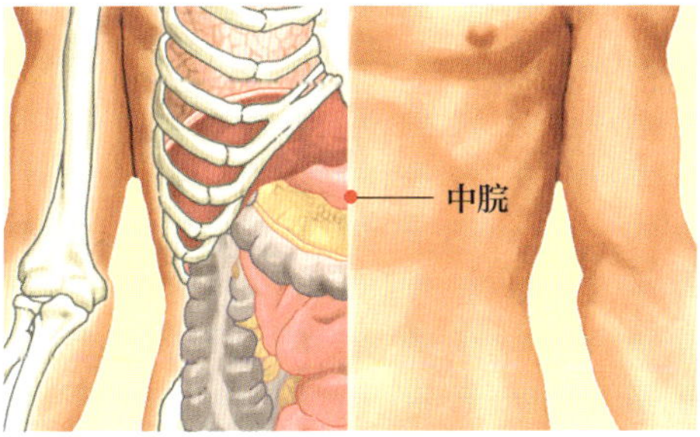

按摩脾俞穴

定位：在脊柱区，第11胸椎棘突下，后正中线旁开1.5寸。

简便取穴：坐位或俯卧位。找到两侧的肩胛下角，将其连线，与此线平对的椎骨是第7胸椎棘突。从第7胸椎向下数4个椎体，就是第11胸椎。在第11胸椎棘突下，旁开约两指宽（食指与中指并拢）的宽度，即1.5寸处，即为脾俞穴。

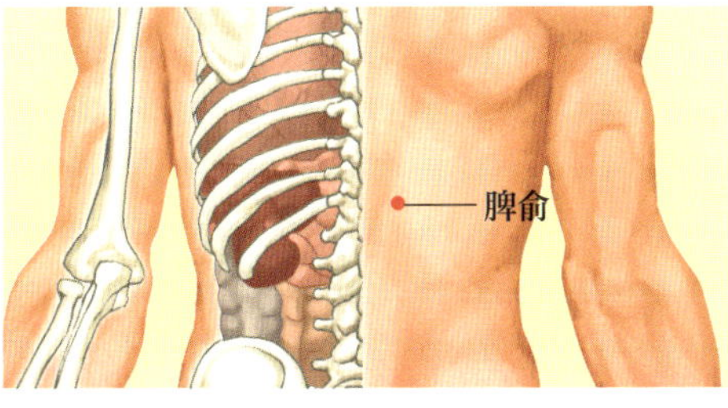

按摩足三里穴

定位：在小腿前外侧，犊鼻穴（外膝眼）下3寸，犊鼻与解溪连线上。

简便取穴：坐位或仰卧位，屈膝。找到膝盖外侧的凹陷，即犊鼻穴。将除拇指外的四指并拢，食指至小指，以中指中节横纹处为准，四指的宽度即为3寸。从犊鼻穴向下量取四指宽的距离。在此处，用另一只手的手指触摸小腿正面，能摸到一块突出的骨头，从这块骨头往外量取约一中指的宽度，按压有酸、麻、胀感处，即为足三里。

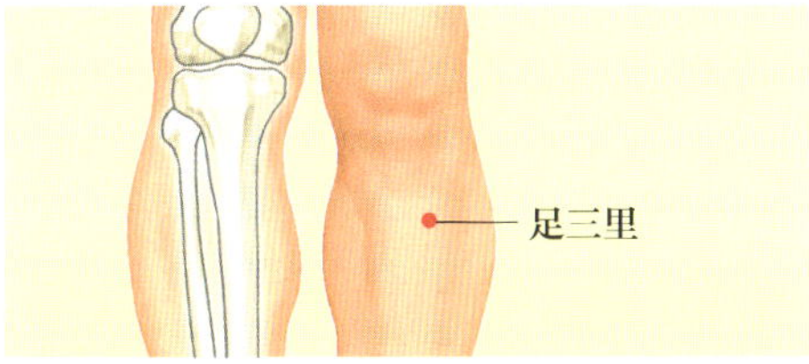

按摩百会穴

定位：在头部，前发际正中直上5寸。

简便取穴：坐位或仰卧位。将两耳尖向上连成一条线。将此线与头部前后正中线相交。交点处即为百会穴。

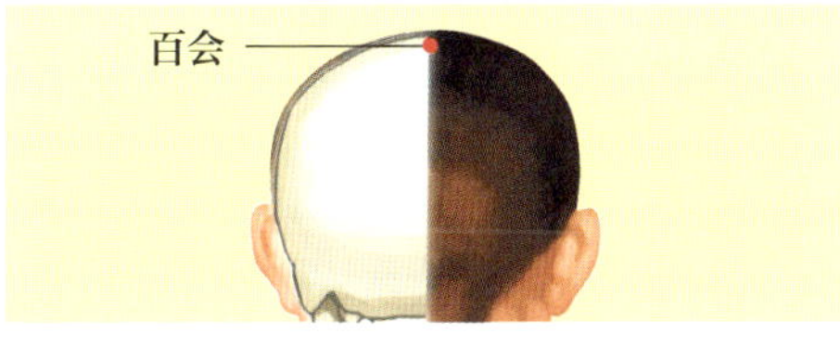

当代职场人的亚健康危机，本质是高压工作、失衡作息与不良生活习惯叠加下，身体“耗损大于修复”的失衡状态——从久坐导致的颈肩劳损、饮食紊乱引发的脾胃失调，到熬夜造成的阴液亏虚、压力累积诱发的肝气郁结，亚健康已成为职场人的“群体性健康痛点”。而此前针对不同体质（气郁、阳虚、阴虚、湿热、气虚）设计的饮食、运动、穴位调理方案，正是破解这一危机的“精准解法”，其核心逻辑在于“以中医辨证思维，通过生活化干预重建身体平衡”。

从危机诱因来看，职场亚健康的核心矛盾集中在“三大失衡”：一是能量代谢失衡（如湿热体质因久坐、高油饮食导致水湿堆积，表现为身体沉重、皮肤油腻；气虚体质因过度劳累、饮食不规律导致气血生成不足，表现为乏力、易疲劳）；二是脏腑功能失衡（气郁体质因压力大、情绪压抑导致肝气郁结，出现胸胁胀痛、失眠多梦；阴虚体质因熬夜、过度用眼导致阴液耗损，出现咽干、眼干、盗汗）；三是身心节律失衡（普遍存在的“熬夜补觉”“久坐少动”“饮食快餐化”，打破了人体“日出而作、日落而息”的自然节律，导致脾胃运化、肝胆疏泄、肾阴滋养等功能紊乱）。

针对这些失衡，系列调理方案提供了“三维协同”的破解路径：

在饮食调理层面，遵循“药食同源、辨证施食”原则，这些食谱并非简单的“食疗方”，而是针对不同亚健康根源的“营养调节方案”，既贴合职场人“简单易做”的需求，又能通过日常饮食持续修复脏腑功能。

在运动与起居层面，聚焦“顺时顺势、适时适度”，这些建议精准匹配职场人“碎片化时间”特点，将运动与起居融入工作生活，避免因“没时间”导致调理中断。

在穴位调理层面，依托“经络通调、靶向干预”，这些穴位操作简单易行（如足三里、太冲穴可在通勤、工作间隙按揉），无需专业设备，却能通过刺激经络穴位调节脏腑功能，成为职场人随时随地的“健康帮手”。

值得注意的是，这些调理方案并非单一疗法，而是“饮食养脏腑、运动调气血、穴位通经络”的有机整体，三者协同才能同时起到减耗、疏通、固本的作用，全方位改善亚健康。

归根结底，破解职场亚健康危机，核心在于将健康调理融入日常，让身体持续处于修复大于耗损的状态。对职场人而言，上述方案不仅是调理方法，更是一种健康思维，它提醒我们：亚健康并非“不可逆的病变”，而是身体发出的“警示信号”；需要我们在三餐中选对食材，在碎片时间里做对运动，在疲惫时按对穴位，就能逐步重建身体平衡。唯有将辨证调理转化为生活习惯，才能在高压职场中守住健康底线，实现职业发展与身心健康的双向奔赴。

（朱济墉 王悦 翟松会）

第二章

久坐族的脊柱拯救计划

久坐像把钝刀，
悄悄磨着颈椎的灵活，
削着腰椎的稳固。
本章先拆解“久坐成疾”的真相，
点破长期伏案偷走健康的隐秘；
再给您自查工具辨颈椎和腰椎风险；
最后奉上上班族专属“碎片时间保养法”。

久坐成疾：颈椎到腰椎的无声危机

在这个被屏幕与座椅“绑架”的时代，久坐早已从一种生活习惯演变为潜伏在健康深处的隐形杀手，脊柱承受的“慢性暴力”远超我们的想象。

◎ 颈椎：被“低头”压弯的“生命支柱”

颈椎由7节椎骨组成，如同精巧的链条，既要支撑头部重量，又要保证颈部灵活转动。然而，当我们长时间低头看手机、伏案工作时，颈椎所承受的压力会急剧增加——低头60度时，颈椎承受的额外重量相当于头顶着一个5千克的西瓜。日复一日的压迫，让颈椎逐渐发出“抗议”：先是颈肩僵硬、酸痛，接着可能出现手臂发麻、头晕头痛，严重时甚至会压迫神经，影响行走和日常活动。令人担忧的是如今颈椎问题正呈现年轻化趋势，不少20多岁的年轻人已经出现了颈椎曲度变直的情况，这意味着颈椎的自然缓冲功能下降。

◎ 腰椎：被“久坐”磨损的“承重基石”

如果说颈椎是身体的“灵活枢纽”，腰椎便是“承重支柱”。腰椎承担着上半身的重量，对于一个体重70千克的个体，身处不同姿势下，腰椎所承载的重量是不同的。平躺时腰椎负荷约25千克，侧躺时约75千克，站立时约100千克，坐姿时约140千克。

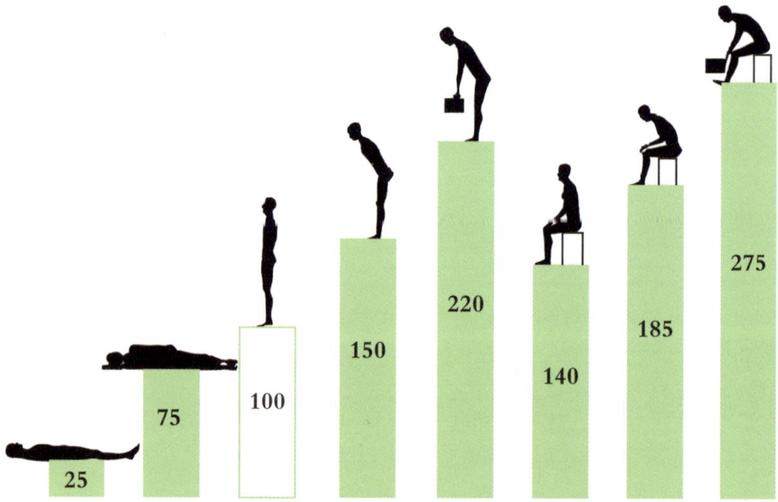

不同姿势腰部受力表（单位：千克）

久坐时，腰部肌肉处于紧张状态，腰椎间盘的血液循环受阻，养分供应不足，久而久之便会导致椎间盘退变、突出。很多人在久坐后会感到腰部酸胀，起身时需要手扶腰部慢慢站起，这正是腰椎发出的“求救信号”。若不及时干预，可能会出现下肢放射性疼痛、麻木，甚至大小便功能障碍，严重影响生活质量。

伏案的代价：久坐如何悄悄偷走你的健康

长期伏案工作，看似只是安静地坐在那里，但实际上，健康正在一点点被偷走。

◎ 身体机能的改变

● 气血运行

中医认为“久坐伤肉”，肌肉长时间得不到锻炼，就会失去弹性和活力，影响气血的正常流通，导致经络不通，就像河流流速减慢会使泥沙淤积一样，人体气血不畅会在颈部、腰部等部位形成瘀滞，引发疼痛和不适，即“不通则痛”。

● 脏腑功能

长期伏案还会影响脏腑功能。中医认为“久坐伤脾”，会导致脾胃运化功能减弱，出现食欲不振、消化不良等症状。同时，久坐也会影响心肺功能，《黄帝内经》称“久坐伤气”，气血生成不足，进一步加重身体的疲劳和不适。同时由于身体的新陈代谢减缓，脂肪堆积，从而增加肥胖、糖尿病、心血管疾病等慢性疾病的发生风险。

◎ 肌肉骨骼的变化

● 肌肉劳损

长时间保持同一姿势，颈部和腰部的肌肉持续处于紧张状态，容易导致肌肉劳损。肌肉力量下降，无法很好地支撑脊柱，增加了脊柱的负担。

● 骨骼退变

缺乏运动还会影响骨骼的营养供应，导致骨质增生、骨质疏松等问题提前出现，加速脊柱的退变。

● 关节功能

久坐还会影响关节的灵活性和稳定性。颈椎和腰椎的关节长时间处于同一姿势，关节软骨容易受到磨损，关节周围的韧带和肌腱也会变得松弛，导致关节功能障碍。

◎ 情志失调

肝主筋，性条达，久坐致肝郁气滞，与情绪焦虑、颈背疼痛互为因果，形成“身心共病”闭环。

颈椎自查：5个动作判断是否已被颈椎病盯上

对于上班族来说，定期进行颈椎自查非常重要，以下是5个简单的动作，帮助你判断是否已被颈椎病盯上。

◎ 动作一：颈部旋转

缓慢地将头部向左右两侧旋转，尽量转到最大幅度，感受颈部是否有疼痛、僵硬或活动受限的情况。如果在旋转过程中出现疼痛或卡顿，可能提示颈椎存在问题。

◎ 动作二：颈部屈伸

将头部向前低下，再向后仰起，感受颈部前方和后方的肌肉是否有紧张或疼痛。正常情况下，颈部的屈伸应该是顺畅的，如果出现疼痛或活动困难，可能是颈椎有病变。

◎ 动作三：侧屈试验

将头部向一侧倾斜，尽量使耳朵靠近肩部，然后换另一侧重复同样的动作。注意观察颈部两侧是否有疼痛或牵拉感，如果有，可能是颈椎的小关节或肌肉出现了问题。

◎ 动作四：旋颈试验

先将头部向一侧旋转约45度，然后保持这个姿势，慢慢向该侧转动身体。如果在转动过程中出现头晕、眼花、耳鸣等症状，可能提示椎动脉供血不足，与颈椎病有关。

◎ 动作五：手指麻木测试

轻轻握拳，然后再松开，反复做几次，感受手指是否有麻木、无力或刺痛的感觉。如果手指出现这些症状，可能是颈椎病变压迫了神经根。

扫码观看
颈椎自查5个动作

腰背预警：轻松自测，识别腰肌劳损信号

腰肌劳损的信号往往具有一定的“隐蔽性”，但只要细心观察，有自测意识，就能及时发现。

◎ 预警信号，警惕注意

● 腰部酸痛或胀痛，反复发作

这是腰肌劳损最常见的症状。疼痛通常表现为腰部两侧或腰骶部的弥漫性酸痛、胀痛，有时会伴有沉重感。疼痛程度会随劳累程度变化：久坐、久站、弯腰干活后疼痛加重，卧床休息、适当活动或改变姿势后疼痛会有所缓解。比如，很多人在办公室坐了一下午，起身时会感觉腰部“发紧”“酸痛”，活动几下后会舒服一些；但如果继续保持不良姿势，疼痛又会卷土重来。这种反复发作的疼痛，正是腰肌劳损的重要特征。

● 腰部活动受限，有“僵硬感”

随着病情发展，腰部肌肉的弹性和灵活性会下降，导致腰部活动受限。比如，弯腰捡东西时，会感觉腰部“发僵”，无法顺畅弯曲；转身时，需要整个身体跟着转动，而不能灵活地单独转动腰部。这种“僵硬感”在早晨起床时可能更为明显，活动一段时间后会有所减轻，但过度活动后又会加重。

● 按压腰部有固定压痛点

用手按压腰部两侧的肌肉，尤其是腰骶部（腰部与臀部连接处），会找到

明确的压痛点。这些压痛点通常比较固定，按压时疼痛明显，有时还会伴有轻微的肌肉痉挛。这是因为劳损的肌肉及其附着点存在炎症，按压时刺激了病变部位，引发疼痛反应。

疼痛与天气变化相关

部分腰肌劳损患者的疼痛会受到天气影响。在阴雨天、寒冷天气或潮湿环境中，腰部疼痛会加重。这是因为低温或潮湿会导致腰部肌肉血管收缩，血液循环变差，加重局部炎症和肌肉紧张，从而使疼痛加剧。

无下肢放射性疼痛

与腰椎间盘突出症不同，腰肌劳损引起的疼痛通常局限在腰部或腰骶部，不会出现下肢的放射性疼痛、麻木或无力。如果腰痛的同时伴有下肢疼痛、麻木，甚至影响行走，可能是其他疾病（如腰椎间盘突出）引起的，需要及时就医排查。

轻松自测，初步判断

“弯腰触脚”测试

· 动作步骤

双脚并拢站立，双腿伸直（不要弯曲膝部），缓慢向前弯腰，尝试用手指触摸脚尖。过程中注意感受腰部的反应。

· 判断标准

如果弯腰时腰部两侧出现明显酸痛、胀痛，且疼痛主要集中在腰部肌肉，而不是腿部或臀部深处，可能提示腰肌劳损。如果弯腰时出现下肢放射性疼痛、麻木，或腰部有“电击感”，则可能与腰椎间盘突出等问题有关，需进一步检查。

“久坐起身”测试

· 动作步骤

保持坐姿30~60分钟，然后缓慢起身，感受腰部的不适。

· 判断标准

起身时腰部出现酸痛、僵硬，活动腰部后症状明显缓解，符合腰肌劳损的典型表现。如果起身时疼痛剧烈，且休息后无明显缓解，可能存在更严重的问题，需及时就医。

“按压痛点”测试

· 动作步骤

用拇指或食指按压腰部两侧的肌肉（从肋骨下缘到臀部上方），尤其是腰骶部，感受是否有固定的压痛点。

· 判断标准

如果按压时出现明显疼痛，且疼痛位置固定在肌肉部位，没有向其他部位放射，可能是腰肌劳损。如果按压时疼痛不明显，或疼痛位置较深、向腿部放射，则可能不是单纯的腰肌劳损。

扫码观看
腰椎自测

忙里偷闲护颈腰：上班族实用保养秘籍

对于忙碌的上班族来说，虽然没有太多时间专门进行脊柱保养，但只要掌握一些实用的方法，就能在有限的时间里保护好颈腰。

◎ 纠正姿势，重建力学平衡

● 坐姿黄金法则

腰部挺直，臀部完全贴合座椅，膝盖与髋关节保持同一高度（可垫脚垫调整），双脚平放地面。此时腰椎处于自然前凸的生理曲度，肌肉受力最均匀。

● 屏幕与视线平齐

电脑屏幕上沿与视线齐平或略低，避免低头（低头15度时颈椎受力约是直立时的2倍，低头60度则增至5倍）。若屏幕过低，可垫几本书抬高底座。

● 手臂“零负担”

键盘靠近身体，肘部弯曲90度，小臂自然放在桌面，避免手臂悬空或前伸，减少肩颈牵连性紧张。

◎ 碎片化放松：每40分钟“重启”身体

● 颈肩放松

双手交叉放于脑后，头向后轻顶手掌，同时手掌向前发力（对抗运动），保持5秒后放松，重复5次，可缓解颈部前侧肌肉紧张；或双手举过头顶，向左右侧拉伸，放松斜方肌，每侧保持5秒后放松，重复5次。

● 腰椎解压

站立时双脚与肩同宽，双手叉腰，缓慢向左右侧弯腰（动作幅度以不疼为限），每侧停留3秒，各做5次，帮助放松腰侧肌群；也可双手扶椅背，单腿向后伸直（身体前倾），感受臀部和大腿后侧肌肉的拉伸，每侧停留5秒后放松，各做5次。

扫码观看
颈腰放松

穴位按摩：按走“酸痛点”

颈肩不适找风池、肩井：用拇指轻轻点压风池穴，可缓解颈部僵硬；用食指、中指按揉肩井穴，能放松肩颈肌肉。

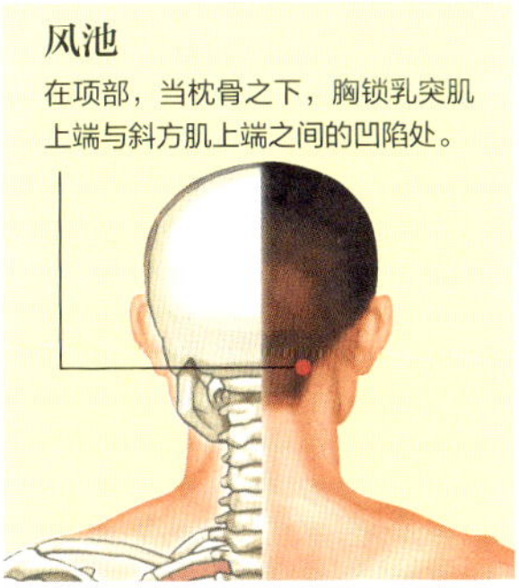

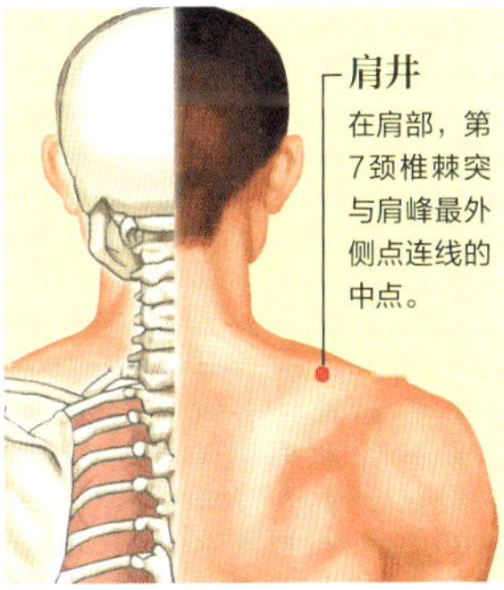

腰痛可按肾俞、委中：双手握拳轻叩肾俞穴，能滋养肾气、缓解腰痛；“腰背委中求”，按揉委中穴，可疏通腰背部气血。

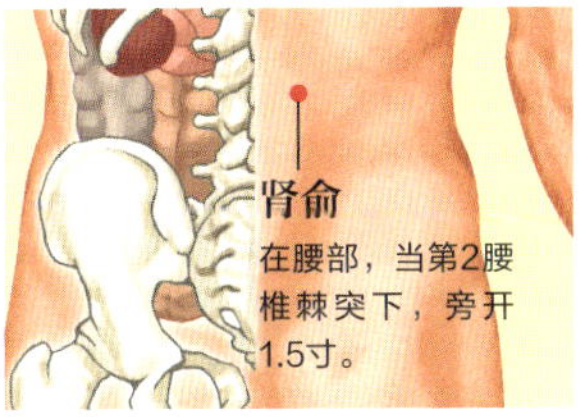

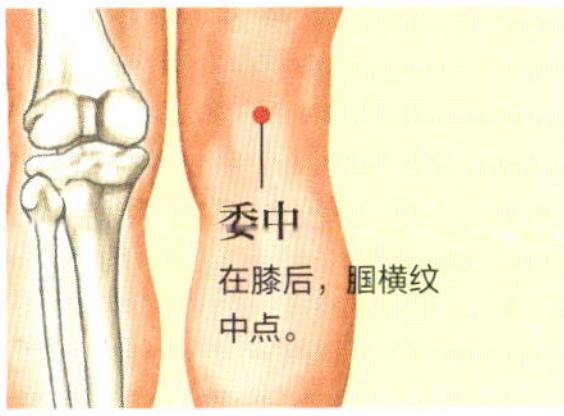

利用工作间隙按揉以上穴位，能快速疏通经络、缓解不适，每次按30秒~1分钟即可。

小动作养气血：让身体“活起来”

“米字操”护颈：缓慢低头、抬头、左右侧屈、左右转头，让下巴在空中画“米”字（动作轻缓，避免摇头晃脑），带动颈部经络气血运行，相当于给颈椎做“温和拉伸”。

“猫式伸展”护腰：双膝跪地，双手撑地，保持大腿与地面垂直，手臂与肩同宽，脊柱处于中立位。缓慢塌腰、抬头（像猫伸懒腰），再含胸、弓背、低头，重复5次，模仿“脊柱蠕动”，能疏通腰背部气血，缓解久坐的僵硬感。

中医讲究“气血贵流通”，每天花五分钟做上面的“微运动”，也能唤醒气血。

扫码观看
米字操、猫式伸展

日常调护：避“伤”养“正”

避寒邪：寒邪易加重筋脉紧张，引起疼痛，所以在空调房里避免正对着风口，可搭一条薄披肩或护腰，避免风寒侵袭。

调饮食：适量吃些补气血、强筋骨的食物，如枸杞子、山药、核桃仁（煲汤或直接吃），气血足则筋骨健；少贪凉饮冷，以免损伤脾胃阳气，影响气血生成。

畅情志：保持心情愉快，避免焦虑，顺应自然和自身节奏，调和身心。

脊柱健康是生命力的“中轴线”，通过中医“治未病”思维与现代人体工程学结合，上班族可构建从行为习惯到内在调理的全维度防御体系。但请谨记：坚持“微习惯”胜过“突击保养”，颈腰健康如同“储蓄”，点滴呵护虽不起眼，却能在日积月累中抵御劳损。从今天起，把这些方法融入工作间隙，让身体在忙碌中也能保持轻盈与活力吧。

（张莎　王悦　翟松会）

第三章

屏幕时代的“养眼革命”

久视伤血，

电子屏幕的过度使用正快速消耗着我们宝贵的气血。

我们将带给你切实可行的养眼良方，

为双眸寻回内在平衡。

久视伤血：电子屏幕对眼睛的隐形伤害

白天上班总盯着电脑，下班好刷短视频“回血”，晚上和朋友组队“开黑”玩游戏到深夜。

发现了吗，我们的一天几乎都离不开电子产品，眼睛几乎黏在屏幕上。长此以往，会对眼睛造成严重的伤害。

中医讲“久视伤血，久卧伤气，久坐伤肉，久立伤骨，久行伤筋。”就揭示了过度或不当的日常行为会对人体健康造成的危害。

◎ 我们的眼睛面临什么样的境况

据《中国网络视听发展研究报告（2024）》显示，移动互联网用户人均单日使用时长超7小时，这就意味着，除了睡觉及工作，都市人几乎把剩余时间都花在了手机等移动终端上，眼睛长时间暴露在电子屏幕环境中。

◎ 屏幕对眼睛的伤害，可能比你能想到的更多

首先，因为与屏幕的距离近，长期近距离用眼会使睫状肌持续收缩，出现眼睛酸胀、疼痛、流泪等症状，并可能促进近视发展。

其次，电子产品普遍产生蓝光，蓝光能够穿透眼睛的角膜和晶状体，直达视网膜，长期、高强度的蓝光可对视网膜细胞造成损伤，增加黄斑变性等眼病的风险。

再者，专注屏幕往往会减少眨眼次数，降低眼球表面的湿润度，导致眼睛干涩、刺痛等，甚至引发干眼症。

◎ 保护眼睛，中医给了我们新的角度

在中医理论中，久视伤血，这里的“血”主要指的是肝血。这是因为，肝开窍于目，眼睛的正常功能依赖于肝血的滋养。肝血可以维持正常的视力、筋脉的柔韧、女性月经的规律等。

这样一来，长期看电子屏幕导致的伤害就很容易理解了。因为肝血受到了损伤，不能很好地濡养眼睛，从而产生视力减弱、干眼等眼部问题。同时，肝血缺少后不能给精神活动提供充足的基础，因而容易出现注意力不集中、失眠等精神层面的问题。

因此，如何在使用电子产品时保护眼睛和肝脏健康，就显得尤为重要。

眼睛干涩：你的眼睛已亮起红灯

经常在电脑前工作的朋友都深有体会，下班后特别是加班后，眼睛的干涩情况特别明显，常常伴有眼睛酸涩胀痛、眼红不适、有异物感，给我们的生活造成了不便，影响生活质量，甚至给我们带来消极悲观的情绪。那么，什么是“干眼症”呢？

◎ 久视屏幕易造成“干眼症”

干眼症又称“角结膜干燥症”，是影响泪液的一种疾患。正常的人眼需要泪液来保持清洁和健康。泪液由位于上眼睑后方的泪腺产生。每次眨眼时，泪液均匀分布于眼表，保持眼表湿润。泪液流入眼睑内侧的泪小管，进一步被排走。患干眼症时，泪腺无法产生足够的泪液，或者泪液蒸发过快，人就会出现眼睛干涩、沙砾感或疼痛感、眼睛烧灼感和发红、眼中异物感等不适症状。

现代医学认为，户外风吹日晒、长时间注视屏幕、过度疲劳、吸烟环境或其他疾病等，均是导致干眼症的原因。

◎ 中医对于“干眼症”有独到的见解

中医认为干眼症与外感邪气、脏腑失调有关。外感邪气主要有风、燥、火；脏腑失调主要为肝、肾受损，其中以肝为首。其发生原因为阴液不足，“阴”相较于“阳”来说偏虚，阴阳就不能达到一个调和的状态，又可以细分为肺阴不足、气阴两虚、肝肾阴虚、湿热困脾、肝经郁热等。

● 肺阴不足证

表现为眼睛干涩不爽，有磨痛、异物感，时常眼部隐隐发红，口鼻干燥，舌质红，口中缺少津液。

● 气阴两虚证

表现为眼睛容易疲劳，干涩、畏光、视物模糊、口干、精神欠佳，疲劳气短乏力。

● 肝肾阴虚证

表现为眼睛干涩，头晕耳鸣，腰膝酸软，舌质红，舌苔少。

● 湿热困脾证

表现为目珠干燥无光泽，眼睛干涩、畏光、易疲劳甚至眼睑痉挛，视物模糊，病情反复，口苦黏腻，舌质红，舌苔黄腻。

肝经郁热证

表现为眼睛干涩灼痛、畏光，睁眼不适，情志不畅甚至烦躁易怒，口干口苦，舌质红，舌苔黄。

想要知道自己的干眼症属于哪种类型，需要到正规医院请专业医生进行分析。

干眼症的中医调理法

◎ 因人而异的中药调理法

中医对于干眼症的治疗，可针对肺阴不足、肝肾阴虚、气阴两虚、湿热困脾、肝经郁热等不同情况用药，达到个体化治疗。轻度干眼症可通过以下方案自我调理：

证型分类	措施	自我缓解方式	运动	日常调护
肺阴不足证	人工泪液每日3~4次按需使用	热敷+穴位按摩（睛明、攒竹、四白、太阳、承泣）+代茶饮（桑叶3克、杏仁6克、沙参10克、麦冬10克）	低强度运动、避免大汗淋漓，如瑜伽、散步	补充维生素，避免久视屏幕，避免熬夜
气阴两虚证	人工泪液每日3~4次按需使用	热敷+穴位按摩（睛明、承泣、百会、足三里）+代茶饮（党参10克、麦冬15克、五味子10克）	低强度运动、避免大汗淋漓，如瑜伽、散步	补充维生素，避免久视屏幕，避免劳累及熬夜
肝肾阴虚证	人工泪液每日3~4次按需使用	热敷+穴位按摩（睛明、承泣、太阳、太溪、三阴交）+代茶饮（菊花3克、枸杞子15克、桑椹10克）	首选柔和舒缓的传统养生功法，如太极拳、八段锦	补充维生素，避免久视屏幕，安定神志，保证睡眠，避免辛燥食品
湿热困脾证	人工泪液每日3~4次按需使用	热敷+穴位按摩（睛明、承泣、鱼腰、足三里、阴陵泉）+代茶饮（菊花3克、荷叶2克、茯苓15克）	中等强度运动，如慢跑、游泳	补充维生素，避免久视屏幕，畅达情志，饮食清淡，作息规律
肝经郁热证	人工泪液每日3~4次按需使用	热敷+穴位按摩（睛明、承泣、太阳、鱼腰、太冲）+代茶饮（夏枯草3克、菊花3克、陈皮10克、薄荷3克）	舒展性有氧运动，如慢跑、瑜伽、拉伸类运动及传统养生功法	补充维生素，避免久视屏幕，管理情志，避免压抑

温馨提示：代茶饮每次饮用50~100毫升，每日2~3次。

◎ 穴位自我按摩要点

洗净双手，闭上双眼，用食指或中指的指腹点按面部的睛明、攒竹、四白、太阳、承泣穴，每个穴位一分钟，力度以感到穴位酸胀为度。这些穴位位于眼睛周围，按摩可以促进眼部血液循环和气血流畅，从而增加泪液分泌，缓解干涩症状。操作过程中，放松精神，可以聆听一些舒缓的音乐，以帮助我们将注意力放于穴位的感受上，提高按摩的效果。

刮痧疗法

用刮痧板刮拭睛明穴、瞳子髎穴、承泣穴、鱼腰穴可改善眼部血液循环，防治眼疾和缓解眼疲劳。眼部刮痧也请到正规医疗机构由医生操作，避免刮伤眼部。

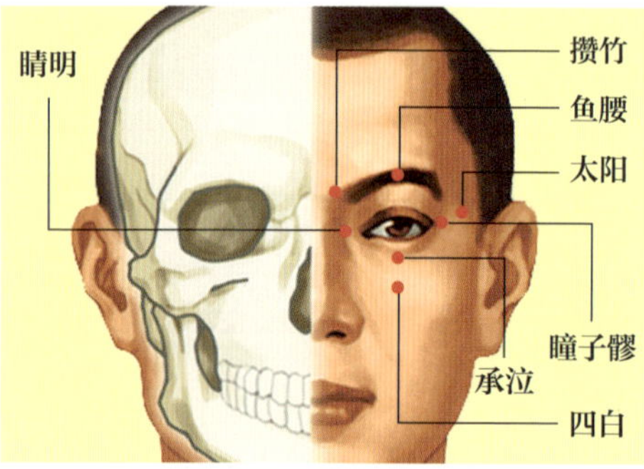

耳穴压豆法

在耳部选取眼、肝、脾、肾、神门等耳穴，进行耳穴压豆。持续刺激上述穴位，有补益肝肾、激发经气、活血明目的作用。耳穴压豆请到医院由医生辨证取穴，不建议自行操作。

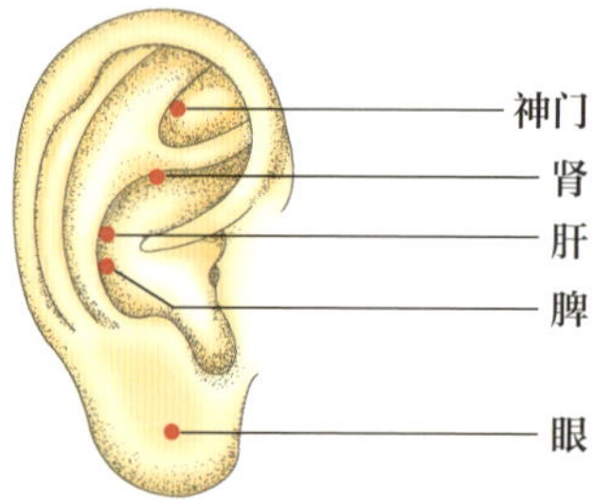

非面部穴位用指尖用力按揉3~5分钟，以酸胀为度，每日按摩1~2次。

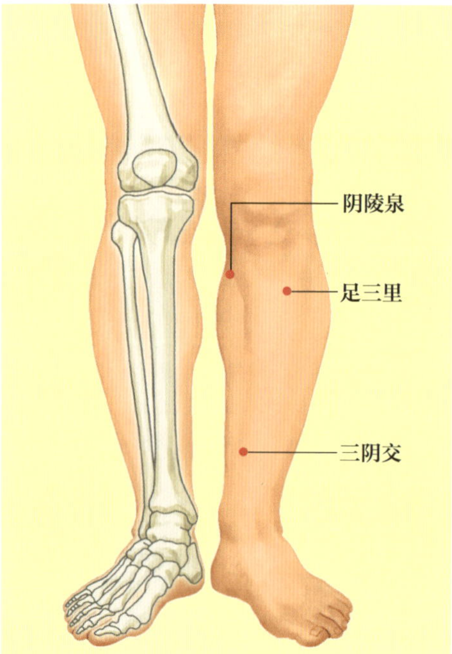

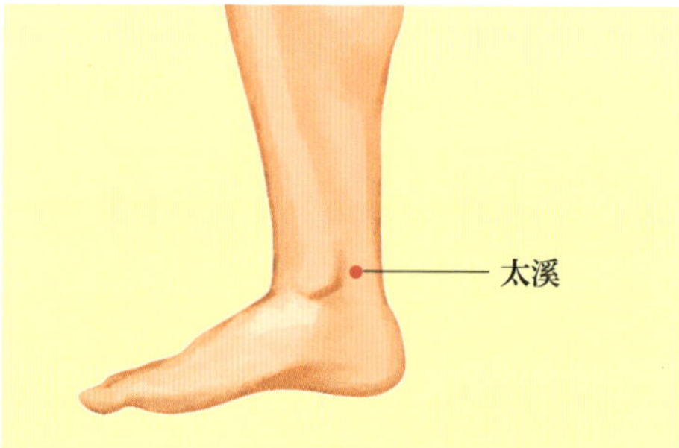

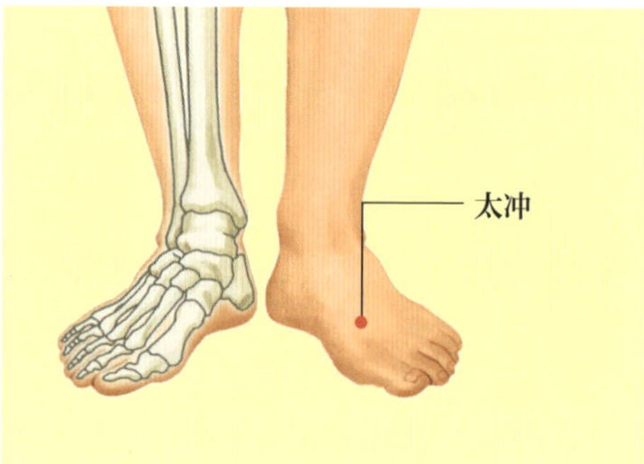

◎ 简易药物熏蒸方法

用温热的毛巾或蒸汽眼罩热敷双眼，促进眼周血液循环，疏通睑板腺，让眼睛得到舒缓。每天1~2次，每次15分钟。或者选用清热明目的代茶饮中药，热水冲泡后，待温度适宜，低头闭眼，眼睛对准杯口上方，熏蒸10分钟左右，每天熏一次。水放温后，当茶饮用即可。

◎ 日常维生素的补充

多吃富含维生素A或β-胡萝卜素的食品（后者在体内可转化为维生素A），有助于维持角膜健康，预防夜盲和干眼，如动物肝脏、蛋黄、牛奶、深海鱼及胡萝卜、南瓜等。此外，还可以通过摄入三文鱼、蛋黄或通过日晒补充维生素D；通过摄入肉类、乳制品、谷物来补充维生素B_{12}；通过摄入新鲜蔬果、粗粮补充维生素C，都有利于预防及改善干眼症。

◎ 眼部自我锻炼

在整体预防上，倡导科学用眼、整体治疗，平时要注意调整生活习惯，合理用眼。适当休息，定期眨眼，避免长时间使用电子产品等，对于改善干眼症的症状也有一定的帮助。同时遵循“20-20-20”原则，即每近距离用眼20分钟后，要抬头眺望20英尺（6米外）远方至少20秒以上。

眼部自我锻炼——眨眼操，米字操

轻闭眼2秒，紧闭眼2秒，然后睁眼2秒，每次循环训练1分钟，每天训练10次。亦可闭上双眼，精神内守，用眼睛画“米”字，每个方向都要用力停留3~5秒，每次练习3组。两种都是很好的改善眼部循环、预防干眼症和视疲劳的方法。

上班族关注的其他眼睛健康问题

◎ 戴隐形眼睛会加重干眼症吗

长期佩戴隐形眼镜会导致眼角膜缺氧、机械性损伤，影响泪液分泌，引起眼睛干涩、异物感、疲劳感等不适症状。如果佩戴隐形眼镜的过程中不注意清洁，还容易导致炎症感染，引起干眼症加重。因此我们在佩戴隐形眼镜时一定要选择合适的隐形眼镜，在确保舒适性和安全性的同时，注意佩戴时长和使用的卫生，还需定期检查眼部的健康，以降低干眼症风险。

◎ 近视眼术后如何用眼调护

做过近视手术的朋友一定要加倍爱惜眼睛，千万不要认为已经做过手术就万事大吉了。近视眼术后干眼症状普遍存在，一定要在医生的指导下进行用药，人工泪液就是其中的主力，同时还要注意环境的保湿、避免长时间注视屏幕、注意眼部防晒。即使自我感觉良好也需要按时复查，这样可以监测视力情况，排查并发症。

总之，坚持良好的用眼卫生习惯，日常营养摄入均衡，保证睡眠充足，定期眼科检查，可以帮助我们保持良好的视力，拥有明亮的眼睛。

（张芷绮　王悦　翟松会）

第四章

“过劳肥”破局——让肥胖不再是“重”担

忙碌，不该是肥胖的借口。

当“过劳肥”成为职场常态，

背后往往是作息失调与体质偏颇。

本章从中医视角，

带你读懂身体的“肥胖信号”，

破除减肥误区，提供实用调理方案，

助你告别沉重，走向轻盈。

让健康，不再因忙碌而失衡。

在快节奏的现代生活中，明明工作时忙得像个不停旋转的陀螺，却在不知不觉中陷入了“越忙越胖”的困境，中医认为这是“久坐、高压、熬夜、饮食失衡”四大因素共同作用的结果：

◎ 久坐——按下代谢暂停键

气血瘀滞

久坐导致气血运行滞缓，如同堵塞的河道，代谢废物堆积，脂肪难消耗。

阳气虚损

身体本通过运动来激发阳气、布达全身，如果阳气升发受阻，水湿代谢失常，脂肪分解力下降。

脾失健运

“久坐伤肉”，长时间坐着，肌肉久不用，会影响脾胃的运化功能，水谷精微转化受阻，反生痰湿（典型表现：腹胀/食欲差）。

◎ 高压——看不见的“催肥剂”

肝郁犯胃

压力致肝气郁结，肝气横逆犯胃，影响脾胃运化（表现：暴食但消化不良）。

思虑伤脾

思虑过多会耗伤人体的气，导致脾气虚弱，不能运化水湿，水湿内停成痰浊（表现：身重/倦怠）。

◎ 熬夜——透支代谢资本

肝血亏虚

夜不养肝，肝胆疏泄失常，累及脾胃，饮食运化失常生痰湿（表现：腹胀/纳差）。

脾胃阳虚

夜间本是阳气潜藏的时间，熬夜耗伤脾阳，导致脾胃失调、痰湿内生（表现为舌苔厚腻/便黏）。

阴阳失调

熬夜扰乱了人体正常的阴阳节律，导致阴阳失衡。虚火炼液成痰，代谢紊乱致脂肪堆积（内分泌失衡）。

◎ 饮食失衡——偏斜的营养天平

● 节奏紊乱

不规律进食（时间不规律或饮食没有节制）损伤脾胃之气，运化失职生痰湿。

● 质量失控

经常点外卖，外卖高油盐糖属“肥甘厚味”，加重脾胃负担，使得水谷精微不能被正常输布，聚集成痰浊脂膏。

肥胖的核心病机：气血不畅+阳气虚损+肝脾失调→痰湿脂浊堆积。上班族需谨记：坐1小时动5分钟，午间小憩养阳气，晚餐清淡七分饱，子时前睡养肝阴。

有人只胖肚子，有人全身都胖，为何胖得各有『特色』

◎ 肥胖的定义

肥胖是指体脂过多或分布异常，通常因能量摄入超过消耗所致，其诊断标准结合了多种指标，主要有以下几种：

● 基于体重指数的诊断标准

体重指数(BMI)是评估全身性肥胖的通用标准，其计算方式为：BMI=体重（千克）÷身高^2（米^2）。我国成年人标准：若24千克/米^2 ≤BMI<28千克/米^{2}为超重，若BMI≥28千克/米^{2}为肥胖。

● 基于体型特征的诊断标准

腰围是反映向心性肥胖的常用指标，腰围≥90厘米(男性)和≥85厘米(女性)即可诊断为向心性肥胖；此外，腰围/臀围比(WHR)是另一个反映向心性肥胖的指标，当WHR≥0.90(男性)和≥0.85(女性)时，也可诊断为向心性肥胖。

● 基于体脂率的诊断标准

目前将成年人体脂率男性≥25%或者女性≥30%定义为肥胖。临床常利用人体成分测定检查。

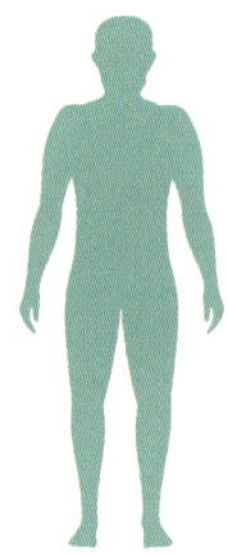

正常：18.5≤BMI<24.0千克/米^2

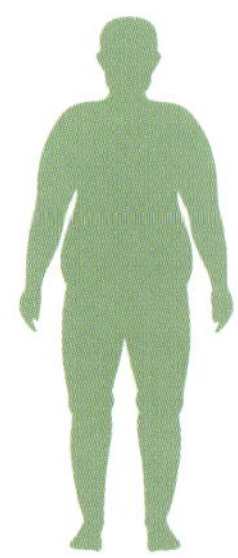

超重：24.0≤BMI<28.0千克/米^2

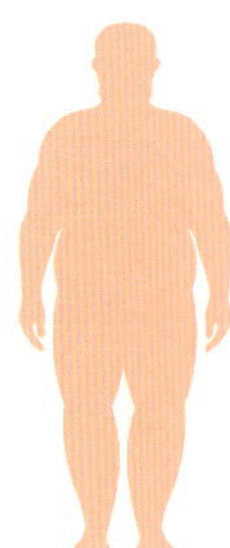

肥胖：BMI≥28千克/米^2

◎ 体质不同，肥胖特征也不同，你是属于哪种体质的肥胖?

同样是被体重困扰，有的人肚子像个小皮球，一坐下来层层叠叠的赘肉清晰可见；而有的人则是全身上下都圆润饱满，手臂、大腿、脸颊都肉嘟嘟的。为何在肥胖这件事上，大家却“胖得各有特色”？其实这和我们的体质及生活习惯有关系，哪些体质容易出现肥胖，各自的肥胖体型又有什么特征?

痰湿体质

体型特征：腹部肥胖松软（“大肚腩”），肌肉松弛，面部油脂多。

症状表现：易疲倦、多汗且黏腻、胸闷痰多、口中黏腻、舌苔厚腻、大便黏滞。

原因分析：久坐不动，缺乏运动，导致脾胃运化功能减弱，水湿内停；饮食偏好肥甘厚味（如外卖、油炸食品、奶茶），加重痰湿积聚；熬夜、压力大损伤脾胃阳气，进一步影响代谢。

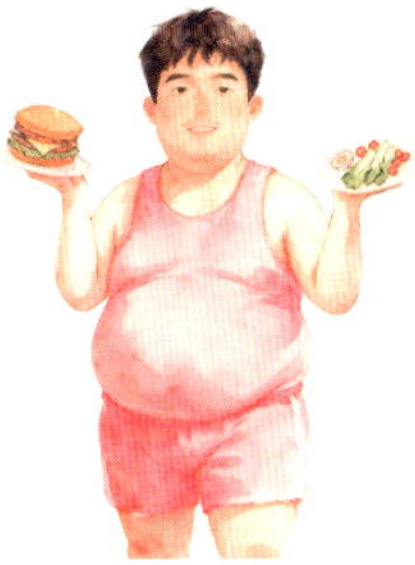

湿热体质

体型特征：肥胖但肌肉较紧实，面垢油光，易生痤疮。

症状表现：口苦口干、体味重、小便黄、大便黏臭、舌苔黄腻。

原因分析：长期饮酒、应酬，嗜食辛辣油腻，湿热内蕴；久坐导致气机不畅，湿热郁结于体内。

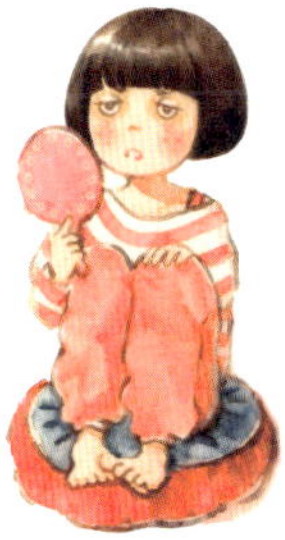

气虚体质

体型特征：虚胖（肌肉松软），易浮肿。

症状表现：气短懒言、易疲劳、自汗、抵抗力差。

原因分析：过度劳累、久坐伤气，导致脾肺气虚，水湿运化无力；长期节食减肥或饮食不规律，进一步耗伤正气。

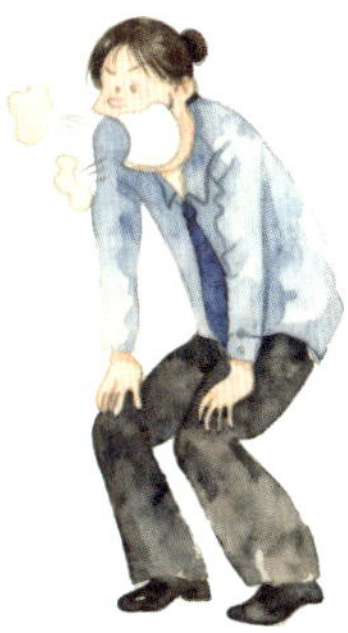

气郁体质

体型特征：整体偏瘦、局部胀满（如腹部“气鼓型肥胖”），肩颈僵硬，面色发青。

症状表现：情绪抑郁、焦虑，胸闷胁胀，食欲时好时差。

原因分析：长期压力导致肝气郁结，脾胃运化失调（肝郁脾虚），代谢紊乱引发局部脂肪堆积；情绪性进食，通过暴饮暴食（尤其甜食、油炸食品）缓解焦虑，加重肥胖；久坐少动，导致气机不畅，进一步阻碍代谢。

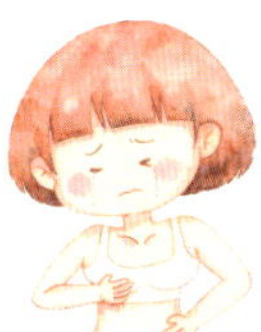

阳虚体质

体型特征：虚胖浮肿（腰腹、大腿松软），肌肉无力，面色苍白。

症状表现：怕冷、四肢冰凉、腰膝酸软、夜尿多。

原因分析：过度节食或熬夜，损伤脾肾阳气，阳气不足导致水湿停滞，脂肪堆积；长期待在空调房、嗜食生冷，加重寒湿内聚。

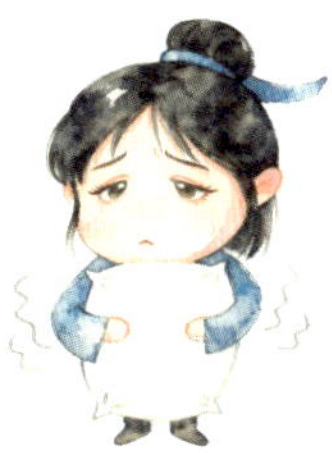

痰湿体质自测：5个信号判断你是否中招

“胖≠痰湿，但痰湿必胖！”——痰湿体质是“隐形肥胖”的罪魁祸首，但仅凭体重无法判断。以下5个身体信号，帮你精准识别体内是否暗藏“痰湿沼泽”。

◎ 信号1：黏腻的“糖油混合物”体质

● 症状表现

头发爱出油，洗后不到24小时就塌软。

面部T区油光，但两颊干燥脱皮。

后背、前胸长暗疮，挤出发黄油脂粒。

● 自查要点

清晨起床后观察发根：发根油腻，刘海成缕。

◎ 信号2：舌苔上的“湿地图”

● 典型舌象

舌体胖大，边缘有齿痕（脾虚水湿不化）。

舌苔白厚或黄腻，像涂了一层奶油。

舌面水滑，唾液线明显（湿气上泛）。

● 快速自测

晨起用棉签轻刮舌苔，若刮下白腻或黄黏物质，即为痰湿堆积。

◎ 信号3：身体困重如“裹湿棉被”

● 特征性表现

晨起头晕如戴紧箍咒，需1小时才清醒。

下午3~5点（膀胱经当令）困倦到睁不开眼。

双腿沉重，爬楼梯像绑沙袋。

◎ 信号4：大便“藕断丝连”

● 特征性表现

大便黏腻，冲水时挂壁需刷子清理。

排便不畅，有“排不干净”的坠胀感。

放屁闷臭不明显，但气味酸腐如馊饭。

◎ 信号5：水肿“晨轻暮重”

● 特征性表现

晨起眼睑浮肿，午后小腿按出凹陷坑。

手指戴戒指下午变紧，脱袜有勒痕。

体重早晚波动＞1.5千克（非经期）。

● 水肿测试

按压胫骨前皮肤5秒，回弹时间＞2秒即为异常。

● 综合判断指南

- 轻度痰湿：符合2项+舌苔薄腻。
- 中度痰湿：符合3项+舌边齿痕。
- 重度痰湿：符合4项以上+BMI≥28千克/米^2。

痰湿体质调理攻略——健脾祛湿

痰湿体质是肥胖人群中最常见的类型，其核心病机是“脾虚湿盛”，导致体内痰湿积聚、代谢受阻。调理需以“健脾祛湿”为主线，结合饮食、运动、生活习惯和中医干预，重点在于强健脾胃运化功能，温化体内痰湿水饮，同时避免过食生冷滋腻加重湿浊。

根据中医“健脾化痰、温阳利湿”的核心调理原则，制定以下专属减肥周计划表。

核心目标：温和减重 + 改善舌苔厚腻 + 缓解虚胖浮肿

执行原则：忌生冷甜腻 +运动微汗为度+每晚23点前入睡

详细减肥周计划列表如下：

时间	早餐（7:00~8:00）	午餐（12:00~13:00）	晚餐（18:00~19:00）	运动调理	中医干预
周一	健脾粥：小米30克+山药50克+莲子10粒煮粥	祛湿餐：糙米饭半碗+清炒冬瓜+茯苓薏仁鲫鱼汤（鲫鱼100克）	轻断晚餐：玉米须煮水300毫升+凉拌萝卜丝（少许麻油）	晨起快走30分钟（微汗即止）。办公间隙踮脚尖100次	睡前揉腹100圈
周二	芡实糊：炒芡实粉20克+燕麦片15克沸水冲调	利水餐：藜麦饭半碗+白灼虾8只+海带豆腐汤	化湿汤：冬瓜皮30克、生姜3片煮水，配蒸南瓜100克	晨起骑行40分钟左右。傍晚靠墙静蹲1分钟×3次	艾灸足三里穴15分钟
周三	黄金粥：南瓜100克+小米30克+茯苓10克煮粥	健脾汤：山药排骨汤（排骨50克去油）+焯菠菜	轻蔬晚餐：芹菜炒香干+炒薏米茶1杯	游泳40分钟（水温＞28℃）。浴后：干毛巾搓背至发热	按压丰隆穴3分钟，早晚各1次
周四	暖胃羹：红豆15克+红枣3颗（去核）+桂圆5粒炖烂	祛湿饭：薏仁米饭半碗+香菇蒸鸡胸肉+凉拌莴笋	清肠餐：紫薯1小个+白萝卜丝汤	休息日活动：散步+拉伸。	陈皮5克+炒薏米10克煮水代茶全天饮用
周五	健脾豆浆：黄豆20克+山药30克+莲子10粒破壁	低脂餐：清蒸鲈鱼100克+木耳炒藕片+荞麦面半碗	轻断晚餐：玉米半根+凉拌黄瓜木耳	慢跑30分钟（心率在130~150之间）。傍晚：靠墙静蹲1分钟×3次；平板支撑45秒×4次	睡前热水泡脚，水位过三阴交
周六	茯苓糕：茯苓粉15克+米粉30克蒸糕+水煮蛋1个	化湿汤：赤小豆30克+鲫鱼半条煲汤（去油）+焯西蓝花	素食餐：番茄菌菇豆腐汤+蒸红薯100克	慢跑30分钟（心率在130~150之间）	艾灸中脘穴15分钟
周日	暖脾饮：生姜3片+红枣5颗煮水冲藕粉	自由搭配：任选本周午餐（忌油炸）	轻断晚餐：海带冬瓜汤+蒸山药	晨起骑行40分钟（微汗即止）。傍晚：靠墙静蹲1分钟×4次；平板支撑50秒×4次	午后拍打脾经5分钟

◎ 中医外治操作图解

睡前揉腹

双手交叠置于脐部，沿顺时针揉100圈。

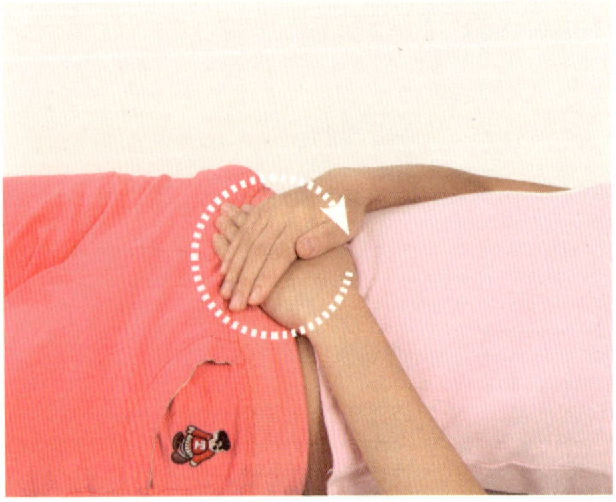

艾灸足三里穴:15分钟，1日1次

足三里穴: 在小腿外侧，犊鼻下3寸，犊鼻与解溪连线上。

简易找法: 屈膝，膝盖下凹陷（犊鼻穴）往下量4指（食指到小指并拢的宽度），再向外移1横指（拇指宽度），按压有明显酸胀感。

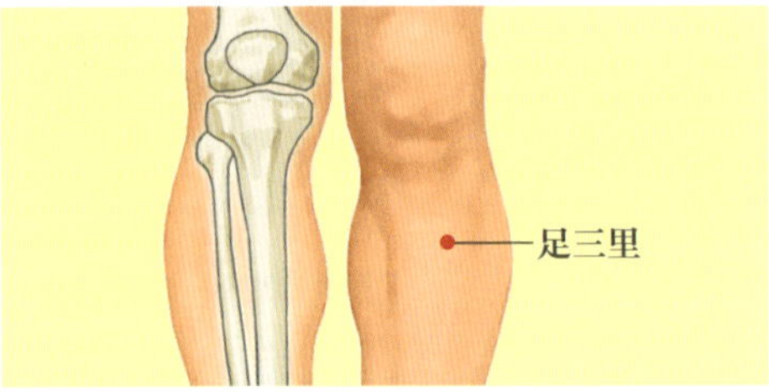

按压丰隆穴: 3分钟，早晚各1次

丰隆穴: 在小腿前外侧，外踝尖上8寸，胫骨前肌的外缘。

简易找法: 膝盖与外踝连线中点，再向外约两横指（食指和中指并拢的宽度）处，按压有酸胀感即是。

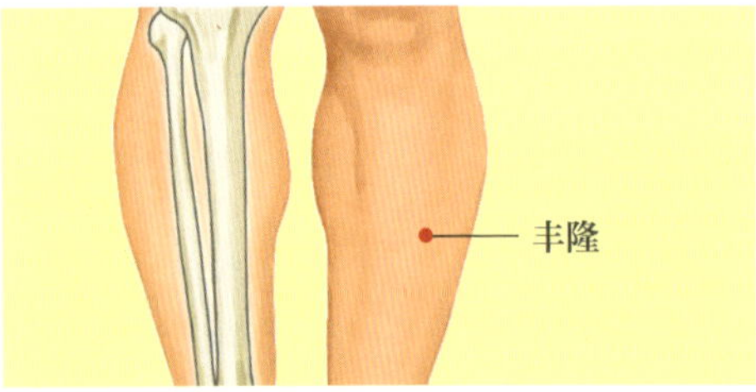

艾灸中脘穴: 15分钟，1日1次

中脘穴: 在上腹部，脐中上4寸，前正中线上。

简易找法: 肚脐与胸骨下端（剑突）连线的中点处，正中线位置，按压时有轻微酸胀感。

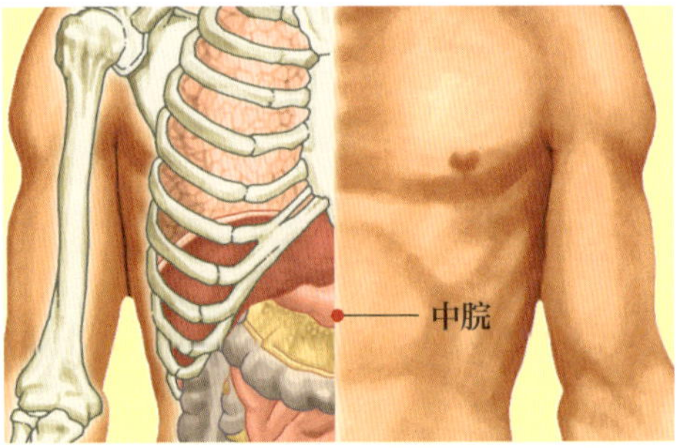

拍打脾经

沿小腿内侧（三阴交至阴陵泉）轻拍，每日5分钟。

三阴交穴: 在小腿内侧，内踝尖上3寸，胫骨内侧缘后际。

简易找法: 内踝尖向上量4指（食指到小指并拢的宽度，约3寸），靠近胫骨（小腿内侧大骨头）后缘的凹陷处，按压时有明显酸胀感即是。

阴陵泉穴: 在小腿内侧，胫骨内侧髁下缘与胫骨内侧缘之间的凹陷中。

简易找法: 屈膝时，小腿内侧膝盖下方会摸到一个明显的骨性突起（胫骨内侧髁），在这个突起的下缘，靠近胫骨内侧缘的凹陷处，按压时有酸胀感即是。

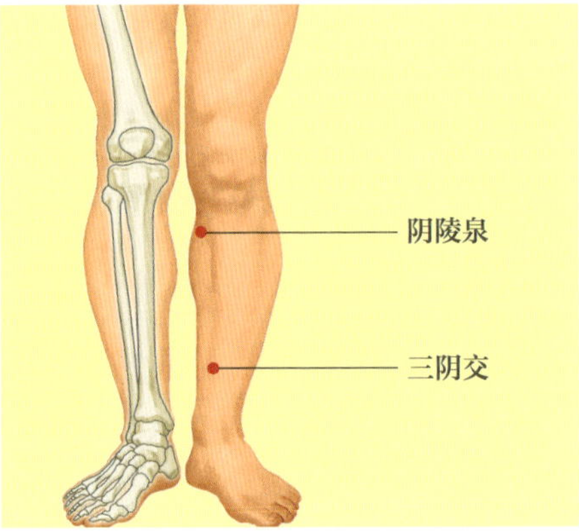

靠墙静蹲

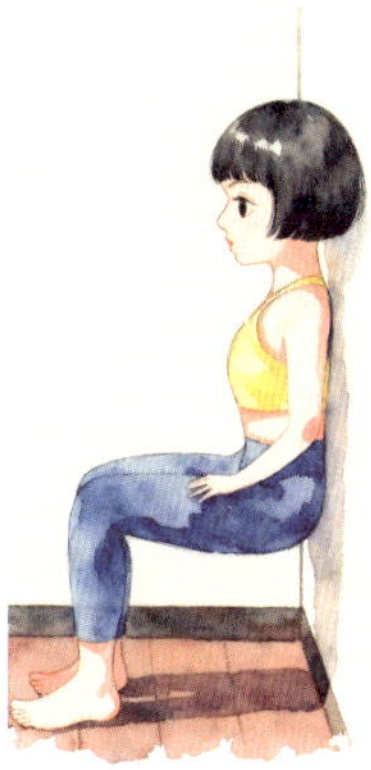

平板支撑

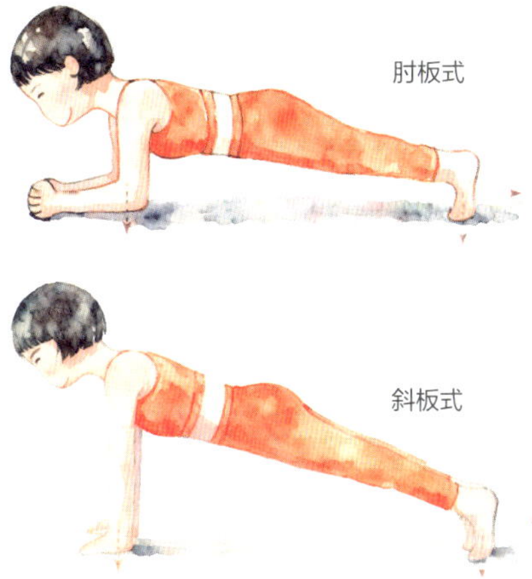

◎ 关键执行细则

● 饮食禁忌

全天禁冰饮、奶油、荔枝/榴莲。

晚餐戒主食（可用根茎类替代）。

烹饪油每日≤20毫升（推荐茶籽油）。

● 运动要点

运动后擦干汗液，及时更换干衣。

游泳后喝生姜红枣茶（生姜2片+红枣3颗煮水）驱寒。

● 中医增效技巧

晨起舌诊：记录舌苔厚薄变化（拍照对比）。

三餐前按揉足三里1分钟增强脾运。

● 重要提醒

本计划适合舌淡胖有齿痕、大便黏腻的脾虚湿盛人群。

合并糖尿病/肾病者需在医师指导下调整食材。

女性经期暂停薏仁、冬瓜等寒性食材，改吃桂圆红枣粥。

若出现腹泻：停薏仁/冬瓜，改吃烤馒头片。

若口干舌燥：停祛湿茶饮，喝银耳百合羹。

◎ 第7日评估指标

体重下降0.5~1千克（健康减重速度）。

舌苔变薄、齿痕减轻。

晨起身体轻盈感增强。

建议连续执行4周！

本想管住嘴、迈开腿，瘦出理想身材，结果到处都是意想不到的坑。减重路上“陷阱”多，这些事项要注意！

◎ 误区

● 饮食误区

· 误区一：不吃早餐或晚餐就能减肥

真相： 饥饿会导致代谢降低、午餐/夜宵暴食，反而更易囤积脂肪。

正确做法： 规律三餐，早餐吃高蛋白+膳食纤维（如燕麦+鸡蛋+苹果），晚餐少量但清淡（如蔬菜汤+半块红薯）。

· 误区二：代餐 / 减肥药可以替代健康饮食

真相： 短期可能减重，但无法长期维持，且可能引发营养不良或副作用。

正确做法： 用天然食物替代加工代餐，如鸡胸肉+糙米饭+西蓝花，或自制低糖酸奶+莓果。

· 误区三：健康食品（如沙拉）可以随便吃

真相： 沙拉酱、坚果、水果过量同样热量爆表，需注意搭配和分量。

正确做法： 自制沙拉用油醋汁（橄榄油+黑醋），坚果每日不超过20g，水果选低糖型（如蓝莓、草莓）。

● 运动误区

· 误区一：没时间运动，干脆不练

真相： 碎片化运动（如爬楼梯、走路）也能消耗热量，久坐危害远大于运动不足。

正确做法： 利用午休快走10分钟，或办公间隙做3组椅子深蹲（每组15次）。

· 误区二：必须高强度运动才能减肥

真相： 低强度有氧（快走、游泳）更适合新手，且可持续性更重要。

正确做法： 从每天快走30分钟开始，逐渐过渡到慢跑或游泳，每周坚持4~5天。

· 误区三：运动后可以随便吃

真相： 运动消耗的热量可能被一块蛋糕抵消，需注意“热量缺口”。

正确做法： 运动后补充蛋白质（如1个鸡蛋/1杯牛奶）+少量碳水（如半根香蕉）。

生活习惯误区

· 误区一：熬夜加班能减肥

真相：睡眠不足会扰乱瘦素分泌，增加饥饿感和脂肪囤积。

正确做法：设定固定睡眠时间（如23点前入睡），睡前1小时远离电子设备。

· 误区二：局部减脂（如只瘦肚子）

真相：减脂是全身性的，需结合有氧+力量训练塑形。

正确做法：每周3次全身有氧（如跳绳、游泳）+2次核心训练（如平板支撑、卷腹）。

· 误区三：肥胖完全是因为懒惰

真相：遗传、激素（如甲状腺问题）、压力等因素也会影响体重。

正确做法：记录饮食和运动排查问题，必要时就医检查激素水平（如甲状腺功能）。

注意事项

为了帮助上班族避免健康风险并实现可持续减重，以下事项需要特别注意：

减重速度与健康风险

· 避免极端减重

注意事项：不可追求月减5千克以上，短期极低热量饮食会导致：肌肉流失（基础代谢下降，后期更易反弹）；内分泌紊乱（如女性闭经、甲状腺功能异常）。

建议原则：每周减0.5~1千克，每月2~4千克为安全范围。

· 警惕快速减肥的陷阱

注意事项：网上疯传的“速效减肥法”，如单一饮食法、超低碳水等，虽短期见效快，但可能引发胆结石、电解质紊乱；恢复正常饮食后反弹概率高达80%。

建议原则：减重计划需包含正常饮食结构（碳水占40%~50%、蛋白质占20%~30%、脂肪占20%~30%）。

健康监测注意事项

· 减重前筛查健康问题

注意事项：甲状腺功能减退、多囊卵巢综合征等疾病会导致减重困难。

建议原则：长期减肥无效时，应检查激素水平（胰岛素、甲状腺激素）。

· 关注体脂率而非单纯体重

注意事项：肌肉量增加可能导致体重不变甚至上升，但体型更紧致。

建议原则：不单单关注体重，可用体脂秤监测体脂率，体脂率下降至正常（男性体脂率15%~20%，女性20%~25%），即可认为减肥是有效的。

饮食管理注意事项

· 不要盲目切断主食

注意事项：完全戒碳水会导致低血糖、注意力下降（影响工作效率），且易引发暴食。

建议原则：用低GI主食（燕麦、糙米、红薯）替代精米面，每餐1拳大小即可。

· 避免依赖代餐或减肥产品

注意事项：代餐粉、减肥茶等可能含泻药成分，长期使用会损伤肠道功能。

建议原则：天然食物为主，代餐仅作为应急替代（每周≤2次）。

运动安全注意事项

· 大体重者避免高强度冲击运动

注意事项：体重基数大（BMI≥28千克/米^2）时，跑步、跳绳易损伤膝盖。

建议原则：从低冲击运动开始，如游泳、骑自行车、椭圆机。

· 切勿空腹运动

注意事项：空腹晨跑或长时间有氧易引发低血糖、头晕。

建议原则：运动前1小时吃少量碳水+蛋白质（如1片全麦面包+1个鸡蛋）。

生活习惯注意事项

· 避免久坐叠加节食

注意事项：久坐本就降低代谢，若同时过度节食，会加剧肌肉流失。

建议原则：即使减重期，每日热量摄入不低于1200千卡（女性）/1500千卡（男性）。

· 不要忽视睡眠与压力

注意事项：长期熬夜或高压状态会升高皮质醇，促进腹部脂肪堆积。

建议原则：优先保证每日7小时睡眠，压力大时别靠暴饮暴食来解压，试试静下心来放空自己、放松大脑。

心理与行为注意事项

· 不要因短期波动而焦虑

注意事项：女性生理期前水肿、便秘可能导致体重上升1~2千克，属正常现象。

建议原则：每周固定时间（如晨起空腹）称重，观察长期趋势。

· 避免“钻牛角尖”的心态

注意事项：一顿吃多后彻底“摆烂”，容易陷入“节食-暴食-自责-更严节食”的恶性循环。

建议原则：允许偶尔放纵，次日正常饮食+增加运动即可，无需极端补救。

总结：减肥要以安全为第一准则，采用科学的方式，切不可盲目追求速度而选择那些伤害身体的方法。日常饮食需做到营养均衡，碳水化合物、蛋白质和脂肪都是身体不可或缺的营养元素，缺一不可。同时，要充分考虑个体化差异，根据自身实际情况以及工作节奏制定减重计划，避免过度消耗意志力，致使计划难以持续。此外，减肥要有打持久战的准备，把健康的生活习惯融入日常生活中，而不是进行短期冲刺，这样才能有效避免体重反弹。

（王悦　翟松会）

第五章

高压职场
身心平衡术

身处高压职场，
身心俱疲是常态。
无形的情绪消耗与反复的焦虑失眠，
正悄然透支着你的能量。
本章借中医智慧，
助你读懂身体的“求救信号”，
打破内耗循环，
习得实用平衡之道。

『职场内耗』伤身预警：焦虑与失眠的双重打击

你是不是经常觉得：

明明工作没干多少，却累得像跑了一场马拉松？

晚上躺床上脑子还在转，越想睡越清醒？

周一还没到，周日晚上就开始心慌紧张？

这就是典型的“职场内耗”——不是工作本身累垮你，而是那些看不见的情绪消耗、自我怀疑、人际关系摩擦在偷偷透支你的精力。更可怕的是，它还会“买一送一”——带来焦虑和失眠，让你的身体和大脑同时亮红灯。

◎ 职场内耗的“身体报警信号”

你的身体比你的大脑更敏感，如果出现这些信号，说明你正在被职场内耗“掏空”：

- **情绪**

一点小事就炸毛，同事一句“在吗”都能让你心跳加速。

总觉得自己做得不够好，睡前反复回想白天的失误。

对工作失去热情，甚至开始怀疑“我到底适不适合干这行”。

- **身体**

明明没熬夜，却每天像睡了个“假觉”，起床比上床还累。

肩膀僵硬、头痛、肠胃不适，体检却查不出问题。

咖啡越喝越多，但下午3点依然困得像被“封印”在工位上。

- **行为**

工作效率暴跌，写个邮件都能磨蹭半小时。

开始拖延，截止日期越近越不想动。

下班后只想躺着刷手机，连追剧都觉得累。

如果以上中了3条以上，你的“职场内耗指数”已经超标了！

◎ 来测测你的焦虑到什么程度了

焦虑就像隐形的背包，你背得越久，越容易忘记它的存在。下面请做一个简单自测：

过去两周，你是否经常……

心里像揣了个兔子，总是静不下来。

明明没有急事，却总感觉“必须赶紧做点什么”。

担心工作出错，反复检查消息和文件。

晚上躺床上，脑子里还在自动播放“工作待办清单”。

结果参考：

1~2条：轻度焦虑，适当放松就能缓解。

3条以上：中重度焦虑，需要调整工作节奏，学习放松技巧，寻求专业帮助。

小妙招专治“脑子停不下来”的焦虑时刻：试试“5-4-3-2-1”快速冷静法：

找出你周围：

5个能看到的东西。

4个能摸到的东西。

3个能听到的声音。

2个能闻到的气味。

1个能尝到的味道。

◎ 你是“真失眠”还是“不想睡”

很多人以为“睡不着=失眠”，但其实真正的失眠是指尽管有充足的睡眠条件，仍持续出现睡眠启动困难、睡眠维持困难及睡眠质量下降，并伴有日间功能障碍的表现。

● 医学上的失眠标准

入睡难：关灯躺下30分钟以上还清醒得像喝了10杯咖啡。

容易醒：半夜醒来2次以上，且每次都要折腾半天才能睡着。

醒太早：比闹钟早1小时以上醒来，再也睡不着。

白天废柴：第二天头晕、记性差、脾气暴躁，咖啡都救不了。

● 你是哪种“失眠人”

大脑加班型：躺下后脑子自动开始复盘工作。

睡前焦虑型：一想到明天的事，心跳直接加速。

报复性熬夜型：白天太忙，晚上舍不得睡，硬撑刷手机。

◎ 超实用助眠小技巧

● 睡前仪式感套餐

9点后开启“省电模式”：把手机调成黑白屏（减少蓝光刺激）。

制造“睡眠气味”：在枕头上滴1滴薰衣草精油。

温度魔法：睡前1小时洗热水澡（体温下降时会犯困）。

床上禁忌清单

不要在床上玩手机（别让床变成娱乐场所）。

不要看时间，反复看钟表会加重焦虑。

不要强迫自己睡，越着急越清醒，可以起来看会儿书再睡。

助眠自我按摩放松

颈肩部自我按摩：跪坐位或盘坐位，首先将双手搓热，然后用手掌从上至下揉按颈部两侧及肩部，重复3遍；再四指并拢，从后发际线往下勾揉颈椎旁边凹陷部位，往返3遍（舒缓肩颈不适，赶走工作疲累）。

跪坐俯卧拉伸训练：跪坐位，双臀压在足跟上，双上肢先向上伸展，随之向前伸展，躯干向前俯卧尽量平贴大腿前方，持续20秒，休息5秒，重复3组（缓解脊柱压力，改善僵硬疼痛）。

做眼保健操：平卧位，依次按揉攒竹穴、睛明穴、四白穴；最后按太阳穴轮刮眼眶，如遇某个穴位特别酸胀，可适当延长该处按揉时间（祛除眼疲劳，缓解面肌紧张）。

头皮放松手法：平卧位，双手手指呈梳状，从前额部开始，从前往后梳按头皮 5~10遍（改善头部血循，通络安神助眠）。

扫码观看
颈肩部自我按摩

扫码观看
跪坐俯卧拉伸训练

扫码观看
眼保健操

扫码观看
头皮放松手法

- **3分钟快速入睡法**

1. 平躺，想象自己是一块融化的黄油。

2. 从脚趾开始放松，心里默念“脚趾睡着了”，逐步往上到小腿、膝盖……直到头皮都“睡着”。

记住，改善睡眠就像健身，需要坚持21天才能养成习惯。从今晚开始，选2~3个方法试试看吧！祝你早日实现“倒头就睡”的自由（如果长期严重失眠，记得要看医生哦）！

总结：身心平衡是一场练习，不必追求完美，从今晚的一个小改变开始，就是通向优质睡眠和轻松心情的第一步。

◎ 焦虑+失眠，危害不止“1+1=2”

短期焦虑失眠可能只是让你“状态差”，但如果长期不管，身体会悄悄发生变化。

- **身体**

免疫力下降，变成“办公室流感第一人”。

皮肤变差、掉头发，颜值直线下滑。

代谢变慢，明明吃得不多却疯狂长胖。

- **大脑**

记忆力减退，刚说完的话转头就忘。

反应变慢，开会时经常“断片”。

情绪失控，可能因为外卖晚到5分钟就想哭。

- **工作**

效率降低，1小时能干完的活拖一整天。

创意枯竭，想个方案比挤牙膏还难。

容易出错，小失误越来越多。

注意！如果持续1个月以上，建议尽快调整，否则可能陷入“焦虑→睡不着→更焦虑”的死循环！

◎ 职场减压行动指南

推荐一些减少内耗的小技巧，摆脱“内耗—焦虑—失眠”怪圈，重建身心平衡。

- **减少内耗**

学会“断舍离”：退出或静音不必要的微信群。

设定“心理下班时间”：下班后尽量不处理工作消息。

- **缓解焦虑**

每天花10分钟写“烦恼清单”，写完就撕掉（象征性丢掉压力）。

做一些中等强度的有氧运动！快走、跳舞、跑步甚至打扫房间都能释放压力，缓解焦虑。

- **改善睡眠**

睡前做件低刺激的事（比如看纸质书、听白噪音）。

固定起床时间，哪怕周末也别赖床超过1小时。

◎ 职场压力下的身心“罢工”信号

当工作压力山大时，你的身体其实在悄悄“抗议”：

1. 动不动就烦躁，看同事不顺眼，甚至一点小事就炸毛（肝火旺）；

2. 胸口闷、总想叹气（肝气郁结）；

3. 晚上躺床上脑子却停不下来（肝不藏魂）；

4. 要么暴饮暴食，要么吃不下饭（肝气犯胃）；

5. 容易偏头痛、长结节（气滞血瘀）。

自测小贴士：

最近是否经常觉得“心里堵得慌”？

有没有无缘无故想发火，或者突然情绪低落?

睡眠变差，半夜容易醒，尤其是在1~3点（肝经当令时间）？

◎ 情绪如何变成身体问题

中医说“怒伤肝”，但职场压力不一定是大发雷霆，而是：

1.憋屈阶段：老板画饼、同事甩锅，心里不爽但只能忍着→ 肝气郁结（胸闷、叹气）；

2.上火阶段：长期压抑后某天突然爆发，或变成“阴阳怪气”→ 肝郁化火（失眠、口苦、长痘）；

3.拖累全身：肝不好，脾胃也遭殃（胃胀、腹泻），女性还可能月经不调。

现代解释：长期压力让身体处于“战斗模式”，压力激素飙升，免疫力和消化功能都受影响。

◎ 肝郁气滞：从“气不顺”到“全身乱套”

想象一下，肝就像身体的“智能交通系统”，压力大时系统“死机”，红灯常亮，结果：

气堵了，则胀（胸胀、乳房胀）、痛（偏头痛、胁肋痛）；

血瘀了，则脸色暗、长斑、经血有血块；

痰湿堆积，则喉咙有异物感（梅核气）、甲状腺结节、脂肪肝。

调理关键：

疏肝：运动、唱歌、泡玫瑰花茶（把闷气散出去）；

健脾：少吃油腻，多吃山药、小米（肝不欺负脾胃了）；

早睡：晚上11点前入睡，帮助肝好好“解毒”（夜熬越久，肝越累）。

◎ 想太多？适当“发个火”也没关系

长期脑力劳动或者反复纠结同一个问题，思虑过度会让人头昏脑涨、胃口变差（忧思伤脾）。这时候，稍微发泄一下，适当发发脾气，有助于重建心理平衡（怒胜思）。

怎么做？

去跑步或跳舞：出出汗，把闷气甩掉！

按按“解气穴”：太冲穴（取穴方法见第10页）按到微微发酸，能舒缓郁闷（疏肝）。

吃点健脾食物：比如山药粥、南瓜汤，不仅帮助消化，还能让头脑更清醒（健脾宁心）。

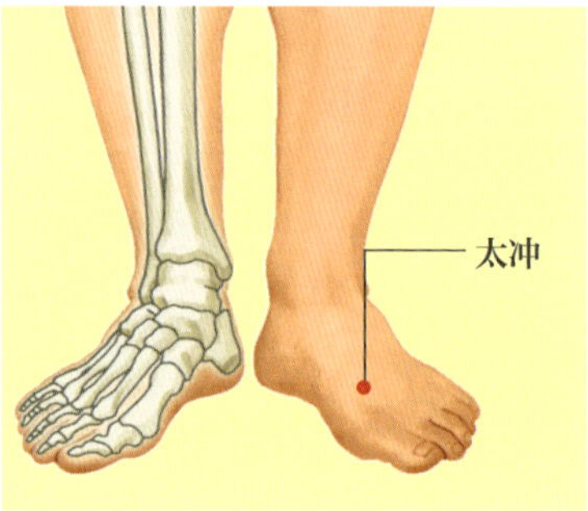

◎ 总是害怕？用“理性思考”打败它

面临突发事件或者异常情况时常会产生畏惧情绪，而长期处于紧张害怕中，会让人神气涣散、耳鸣耳聋（恐伤肾），但如果我们冷静下来，仔细想想“最坏的结果是什么？真的会发生吗？”，恐惧就会慢慢消退（思胜恐）。

怎么做？

写下来：把害怕的事情列出来，再逐条想解决办法，你会发现很多担心是多余的。

深呼吸：闭上眼睛，慢慢吸气5秒，再缓缓呼气5秒，重复几次，心率就会平稳下来。

搓搓脚底：脚掌前1/3凹陷处（涌泉穴），用手掌搓热，能让人感觉更踏实。

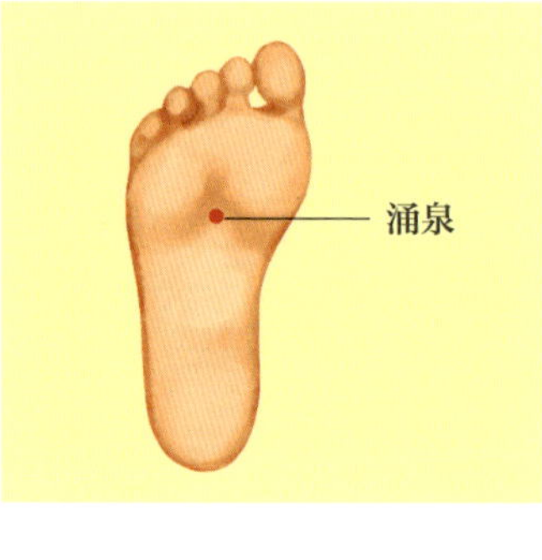

◎ 意志消沉？试试“快乐疗法”

为什么？

失意挫折会让人闷闷不乐，胸口发堵，或长吁短叹（悲忧伤肺）。而“快乐”就像阳光，能驱散心里的乌云（喜胜忧）。

怎么做？

看个搞笑视频：笑一笑，紧张感立刻减轻！

和朋友聊聊天：把烦恼说出来，心情会轻松很多。

吃点甜食：比如红枣、桂圆，或者一小块巧克力（别过量哦），甜味能让心情变好。

按一按“开心穴”：轻轻揉一揉胸口正中的膻中穴（两乳连线中点），能缓解胸闷。

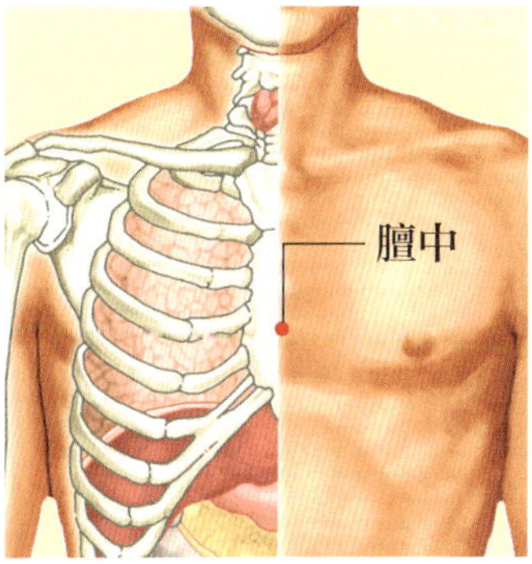

◎ 让情绪更稳定的“护肝计划”

情绪不好，往往和“肝气郁结”有关（就像水管堵住了）。让肝气顺畅，心情自然开朗。

怎么做？

喝杯“开心茶”：玫瑰花+陈皮泡水，香香甜甜还能顺气。

晚上11点前睡觉：熬夜伤肝，早点睡能让第二天情绪更稳定。

做做伸展运动：伸懒腰、扭扭腰，像猫一样舒展身体，气就顺了。

（王惑　王悦　翟松会）

第六章

上班族的肠胃保卫战

忙碌，不该是肠胃受损的借口。
当肠胃问题成为上班族的普遍困扰，
背后多是不良的饮食与生活习惯在作祟。
本章聚焦上班族的肠胃健康，
为你解读肠胃呼救的关键信号，
针对外卖族、应酬族、久坐族等不同职场人群，
从饮食、养生动作到生活方式调整，
提供切实可行的肠胃保卫策略，
助你远离肠胃困扰，
让肠胃在忙碌的职场中也能保持活力，
畅享“肠”久健康。

在高压、久坐、饮食不规律的办公生活中，肠胃问题往往悄然而至。以下5个信号，是身体发出的“求救信号”，需警惕！

◎ 肚子总是“气鼓鼓”——脾胃罢工，肚子里“气堵了”

● 典型表现

午餐吃外卖后，肚子像充了气的气球，撑胀难受，伴随打嗝反酸、按压闷痛；下午久坐后腹胀加剧；夜间平躺仍觉胃部有气顶感。

● 成因解析

中医视角：久坐伤脾致脾虚气滞，食物消化如“堵车”般堆积；下午阳气偏弱，久坐压迫腹部加重气机不畅。

西医解释：研究表明久坐人群肠道蠕动速度比常运动者慢40%，食物消化延缓，易引发胀气。

◎ 口臭像“酸馊饭”——胃里“冒火”，湿热往上冲

● 典型表现

晨起口苦口臭，刷牙后仍有酸腐味；舌苔黄厚；牙龈易出血。

● 成因解析

中医视角：嗜辣、熬夜致胃火上蒸，热气熏蒸口腔引发异味。

西医解释：可能与幽门螺杆菌相关，细菌分解食物残渣产生臭味；舌苔厚黄提示肠道菌群失调。

◎ 大便像羊屎或黏马桶——肠道缺水 or 脾胃湿气重

● 典型表现

排便周期延长（通常3~5天一次），大便干硬呈颗粒状或球状，排便费力、困难；或大便稀软不成形，排便后仍有便意（排便不尽感），粪便黏滞、易黏附马桶壁难以冲净。

● 成因解析

中医视角：羊屎球便秘主要由肠燥津亏引起，肠道缺乏津液（水分）濡润，导致粪便干结如羊屎；黏腻腹泻主要由脾虚湿滞引起，脾胃运化水湿功能减弱，水湿内停、困阻中焦，导致大便溏泄黏腻。

西医解释：

便秘主要由膳食纤维摄入不足（常见于蔬菜水果吃得少、外卖为主）、水分摄入不足、肠道蠕动动力不足等引起；腹泻主要由消化不良、肠道菌群失调、

肠道炎症或肠易激综合征（IBS）等引起。

◎ 清晨“拉肚子”停不住——脾肾虚弱 + 情绪“捣乱”

● **典型表现**

清晨被腹痛惊醒，大便稀溏含未消化食物；压力大时排便次数增多。

● **成因解析**

中医视角： 脾肾阳气不足引发“五更泄”；压力致“肝克脾”，肠道随情绪“焦虑”（肝脾不和）。

西医解释： 长期压力使结肠蠕动加快，导致腹泻或便意频急。

◎ 舌头“长地图”或“盖白霜”——胃里津液不够或寒湿困脾

● **典型表现**

地图舌：舌面出现不规则、边界清晰的红色剥落区域（无舌苔覆盖），边缘常发白，进食时怕烫。白腻苔：舌苔色白、质地厚腻，如同覆盖一层白霜，不易刮除，常伴有口中发黏、食欲不振。

● **成因解析**

中医视角： 地图舌主要由胃阴亏虚引起，胃中津液不足，无法滋养舌面，导致局部舌苔剥落；白腻苔主要由寒湿困脾引起，脾阳不足，运化水湿能力下降，寒湿之邪停滞中焦，上泛于舌面形成厚腻白苔。

西医解释： 地图舌可能与舌乳头炎症萎缩、营养缺乏（如B族维生素、锌）、局部刺激、过敏、免疫因素相关；白腻苔通常反映口腔微生态环境改变（细菌、真菌过度增殖）、唾液成分与分泌量变化（黏稠度增加）、口腔自洁作用减弱以及消化功能不良（影响代谢产物在舌面的沉积）。

自查指南：符合2个信号且伴随排便异常（便秘 / 腹泻），需警惕脾胃问题；若有胃痛、拉黑便，立即就医！

外卖族必看：吃对3餐，脾胃少遭罪

外卖是上班族饮食常态，但错误选择会持续伤害脾胃。核心原则："三少三多"—— 少辣、少冰、少加工，多温、多杂、多纤维。

◎ 这 3 类外卖，吃一次伤一次！

1.重辣重麻类（麻辣香锅、冒菜等）：辣椒素刺激胃黏膜致胃酸过多，易引发胃炎；高油成分加重肠道"湿热"堆积。

2.冰凉爽口类（冰奶茶、凉皮配冰可乐等）："脾喜温恶寒"，冰饮"浇灭"脾胃阳气，致消化失常、腹泻腹胀。

3.油炸酥脆类（炸鸡排、薯条等）：高温产生反式脂肪酸，破坏肠道菌群平衡，加重肝脏解毒负担。

◎ 聪明点餐 3 步法，吃得健康又舒服！

● 第 1 步：主食选"粗"不选"细"

黄金选择：杂粮饭（糙米 + 藜麦 + 黑米，纤维是白米饭的 10 倍）、蒸红薯 / 玉米（通便且控糖）。

避雷指南：少点白米饭、炒粉、炒面（精制碳水易致血糖波动、饥饿感来得快）。

● 第 2 步：菜品搭配"1+1+1"

优质蛋白：清蒸鱼（鲈鱼、龙利鱼，补肝血）、白灼虾（好吸收），忌红烧、糖醋类（糖油混合物难消化）。

清炒时蔬：深绿色叶菜（菠菜、油麦菜等，膳食纤维帮肠道"扫垃圾"），选清炒、白灼做法，忌干煸、炝炒（高油）。

健脾汤品：菌菇汤（健脾）、冬瓜汤（利水消肿）。

● 第 3 步：加料 / 备注要"嘴刁"

点麻辣烫：选清汤锅底，多加菠菜、海带、豆腐，少加丸子、粉条；备注"少盐少辣，多放蔬菜"。

点盖饭：将油炸肉换卤鸡腿，酱汁单独放（减少油盐摄入）。

◎ 办公室护胃神器，随时能用上

神器类型	推荐方案	功效说明
解腻消积茶	陈皮 3克+炒麦芽 5克+山楂2克，保温杯泡10分钟	陈皮理气、麦芽助消化、山楂化肉积
养胃零食	烤杏仁（每天10颗）、蒸苹果、无糖酸奶（常温喝）	润肠抗饿、果胶护胃、补益生菌
晚餐"轻养"	公式：小米山药粥/南瓜百合粥 + 凉拌莴笋/清炒西蓝花（晚上7点前吃，清淡易消化）	减轻肠胃负担，帮助消化

应酬族必备：喝酒前后这样做，护胃又护肝

◎ 酒前 1 小时：给胃“穿盔甲”，减少酒精伤害

吃“两道防护菜”：水煮蛋（1个）——蛋白质形成胃黏膜“保护膜”；蒸土豆（100克）——淀粉延缓酒精吸收。

喝“解酒先锋茶”：葛根10克+枳椇子5克煮10分钟（加速酒精分解和排泄）。

◎ 酒中救急：边喝边“止损”

每杯酒配“缓冲液”：温蜂蜜水（果糖加速代谢，温水稀释酒精）、常温番茄汁（番茄红素护肝脏）。

点菜“挑三拣四”：选清蒸鲈鱼（补肝血）、凉拌黄瓜（利水排尿）；忌油炸花生米、烤串（高油高盐加重肝肾负担）。

◎ 酒后调理：分时段护胃护肝

时间段	推荐方案	禁忌事项
酒后当晚(12点前)	醒酒茶：蒲公英根 3克+ 陈皮 2克+生甘草1克煮5分钟（清肝火、理气）	催吐（伤食管、胃黏膜）、平躺（需侧躺且床头垫高 15度，防胃酸反流）
第二天早餐（重点修复）	黄金组合：绿豆粥（清热解毒）+ 蒸南瓜（果胶修复）	咖啡（刺激胃酸）、火锅/烧烤（二次伤害）

久坐族通便：3个穴位+2个动作，轻松告别『马桶蹲半小时』

久坐致肠道“偷懒”？3个穴位+2个动作，办公室就能操作，快速唤醒肠道动力。

◎ 3 个“通便开关”，一按就灵！

天枢穴：肠道“总开关”

简便取穴：肚脐旁开3横指（食指到无名指并拢宽度）。

按法：双手拇指按穴，顺时针揉30圈（吸气轻按、呼气重压），晨起空腹按效果佳。

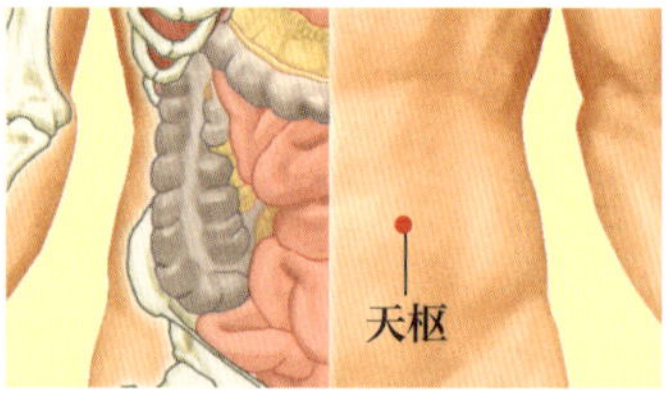

上巨虚：治“热便秘”（大便干硬、肛门灼热）

简便取穴：膝盖骨下，沿胫骨外侧往下4横指，再外1横指。

按法：手指关节点按，左右腿各2分钟（酸胀痛可忍受），按后有“通气”感。

原理：大肠下合穴，通肠道热结，针对羊屎状大便、肛门灼热。

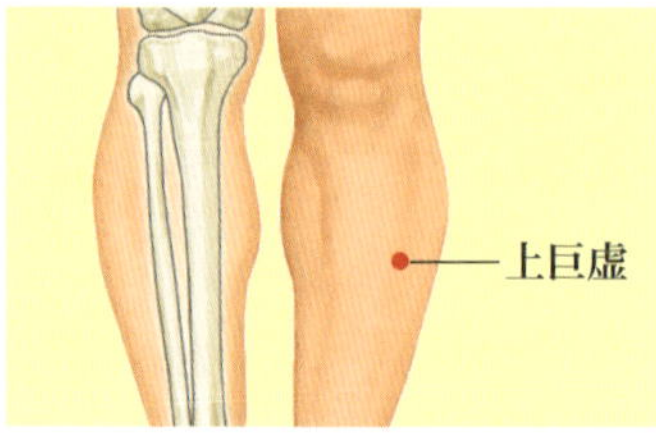

支沟穴：治“气秘”（想拉却拉不出，一肚子气）

简便取穴：手腕背侧，腕横纹上4横指，尺骨与桡骨间凹陷处。

按法：拇指深压穴位并向肘部推按，配合深呼吸，每天3次（每次1分钟）。

适用：压力大、焦虑时的“气堵”便秘，按后胁肋紧绷感减轻，便意增强。

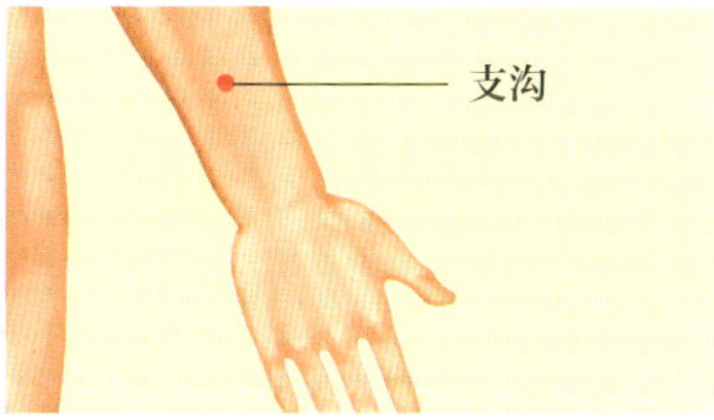

◎ 2 个辅助动作，让通便效果翻倍

按穴后“温水 + 摩腹”：喝300毫升温水（小口），双手叠腹，顺时针（右下→右上→左上→左下）画圈揉5分钟，助粪便移动。

办公间隙“提肛操”：坐直吸气时提肛（似忍便），保持5秒后呼气放松，重复10次，每天2~3组（增强肠道动力）。

周末轻断食：给肠胃『放个假』，不是挨饿是『充电』

适用人群：经常腹胀、口臭、便秘者（BMI＞24、腹有赘肉者更推荐），每周六执行，给劳累5天的肠胃“减负修复”。

◎ 轻断食一天安排（温和不挨饿版）

时间	内容与说明
6:30~7:00	唤醒肠道：200毫升温水（37℃）+1勺蜂蜜（槐花蜜/枣花蜜，润肠养菌）。
8:00	早餐：小米油（小米粥表面米油，温和护胃）+半颗蒸苹果（果胶护黏膜）。
10:30	加餐：白萝卜蜂蜜水（白萝卜丝煮5分钟，晾温加蜂蜜，排气消积）。
12:30	午餐：茯苓山药粥（茯苓10克+山药20克+大米30克，健脾易消化）+清炒生菜（高纤维）。
15:00	加餐：乌梅3颗+陈皮2克泡温水（酸甘化阴，缓解饥饿）。
18:00	晚餐：南瓜羹（南瓜100克蒸熟打泥，护胃黏膜）+凉拌莴笋丝（清热利尿）。
19:30	饭后：散步30分钟（慢走），揉足三里穴和脾俞穴（左右各50圈，健脾）。(脾俞定位：背部，第11胸椎棘突下，后正中线旁开1.5寸。

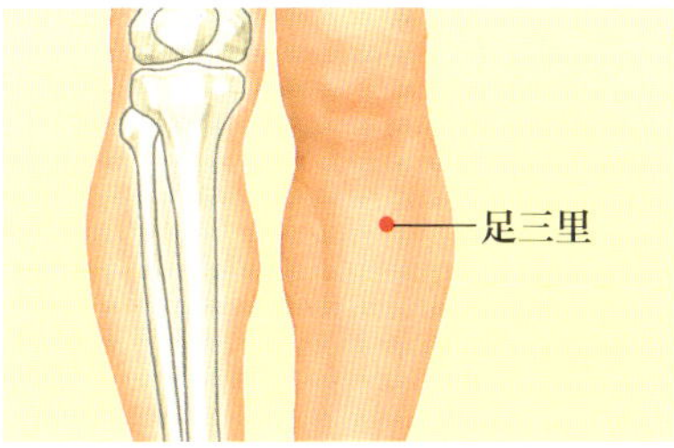

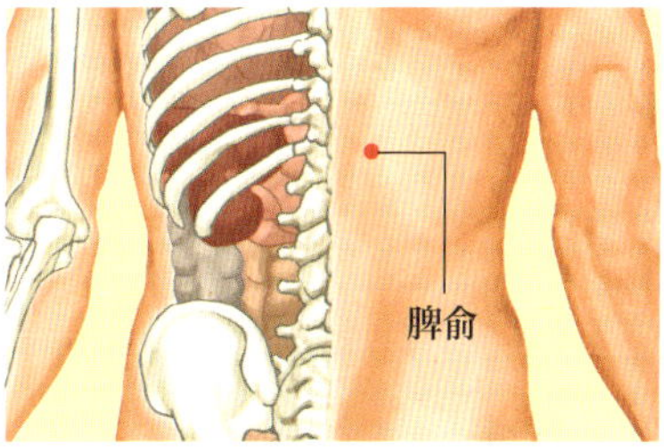

◎ 轻断食注意事项：这 3 类人别试

体质虚弱者：低血压、贫血、低血糖者（易晕倒）。

服药人群：慢性病患者（高血压、糖尿病）需正常饮食。

女性特殊时期：月经期、哺乳期（避免气血不足）。

执行技巧：断食后次日早餐喝白粥，午餐吃面条，晚餐恢复正常（给肠胃缓冲）；饿到心慌时，立即吃半片面包+葡萄糖水。

◎ 护肠胃“黄金铁律”：每天做到4件事

早餐“温热吃”：忌冰牛奶、冷包子，选热豆浆、小米粥、煮鸡蛋（温暖脾胃）。

午餐“杂着吃”：五色入五脏——红（番茄、胡萝卜）、绿（菠菜）、黄（南瓜）、白（豆腐）、黑（黑豆），每天吃3种以上（丰富肠道菌群）。

晚餐“少而早”：最晚7点前吃，七分饱（放下筷子时微有饥饿感），忌边吃边看手机（易过量）。

久坐“动一动”：每小时起身揉腹3分钟、适度后仰15~20秒（2~3次）、爬两层楼梯（促肠道蠕动）。

总结：肠胃健康是“美容养颜方”，坚持以上习惯，腹胀、口臭、排便异常会逐步改善。若出现持续胃痛、便血、体重骤降，及时就医检查！

（刘思凯 王悦 翟松会）

第七章

熬夜加班后的修复秘籍

夜半子时，万籁俱寂，
本是阳气深藏、阴血归肝的黄金时刻。
然而，对于挑灯夜战的你，
此时的电脑蓝光却取代了静谧的月光。
这不仅是与时间的对抗，
更是与身体内在节律的“逆行”。
每一次深夜的强行清醒，
都是一次对精、气、神的无声透支。
是时候遵循古法智慧，
为亏空的身心，
进行一次系统性的“补漏”与“回元”。

某互联网大厂的健康白皮书披露，92%的员工存在“报复性熬夜”后遗症——晨起时口腔泛苦如含黄连，镜中面色暗沉似蒙尘，键盘上的手指微微发颤仿佛在敲摩斯密码。这些都在诉说同一个真相：你的身体正在经历一场阴阳颠倒的“时差暴击”。《景岳全书》犀利指出：“劳倦伤脾，彻夜不眠者，如灯烛之燃膏。”那些用枸杞水续命的夜晚，不过是在燃烧生命灯油时勉强添几滴清水。今夜，让我们解开领带，摘下智能手表，探寻那些藏在中医里的职场续命真经——毕竟，真正的职场高手，都懂得在朝阳升起前完成元气重启。

23点不睡的代价

◎ 什么是子午觉

子午觉是指在每天的子时和午时这两个时间段进行睡眠或休息，其核心原则是“子时大睡，午时小憩”。子时是指夜晚的11点到凌晨1点，午时是指中午11点到下午1点。在这两个时间段内，如果能适时休息，有助于调和阴阳，使人体达到“阴平阳秘，精神乃治”的健康状态。

◎ 23点不睡的代价

首先，会影响人体的生物钟，导致身体机能紊乱，可能出现头晕、乏力、记忆力减退等问题。其次，对于爱美的人来说，23点不睡还可能加速皮肤老化，出现黑眼圈、细纹等，影响个人形象。

熬夜的代价：肝血亏虚，心火过旺的中医解读

中医理论认为，长期熬夜会打破人体阴阳平衡和脏腑气血运行规律，尤其对肝、心两脏的损伤最为明显，具体表现如下：

◎ 肝血亏虚——熬夜最伤肝

肝血不足：表现为视物模糊、眼干涩、手脚麻木、指甲脆裂。女性易月经量少、经期延迟。

肝火上炎：表现为头痛、耳鸣、口苦、失眠多梦、烦躁易怒等。

◎ 心火过旺——熬夜扰动心神

阴虚火旺：表现为心悸、心烦、失眠、盗汗、口腔溃疡等。

心肾不交：表现为上热下寒的症状，如面部潮红、手脚冰凉等。

◎ 整体影响：阴阳失衡，五脏皆损

阴虚阳亢：表现为虚性亢奋（白天困倦、晚上精神）。

脾失健运：表现为食欲不振、腹胀、消化不良、大便失调等。

肾精耗损：表现为脱发、耳鸣、腰膝酸软、记忆力减退等。

熬夜后的中医修复方案

熬夜后身体处于“阴亏阳亢”或“气血耗伤”的状态，中医调养讲究“清补兼施”，既要清除熬夜产生的“虚火”，又要补充耗损的“阴血”和“阳气”。以下是一套针对熬夜的分阶段中医修复方案。

◎ 第一阶段：熬夜当晚（补救期）

核心原则：防虚火、保脾胃。

饮食铺垫

· 晚餐（19:00 前完成）

原则：务必清淡、易消化、七分饱！

可选：选择粥类（小米粥、南瓜粥）、面条、蒸煮的蔬菜、少量优质蛋白（豆腐、鱼肉）。

严格避免：油腻、辛辣、甜腻、生冷食物！这是保护肠胃、防止虚火上炎的基础。

· 宵夜（非必要不进食）

原则：如果实在饥饿难忍，选择温热的流质/半流质食物，少量进食，并在23:30前吃完。

可选：

温热小米粥/燕麦粥（半小碗）：最推荐，养胃安神。

温牛奶（小半杯，乳糖不耐受者慎选）：含色氨酸助眠。

蒸/煮的苹果（小半个）：生津润燥助消化。

几颗原味坚果（如核桃仁2~3颗、杏仁5~6颗）：补充能量和微量元素，需细嚼慢咽。

严格避免：方便面、烧烤、炸鸡、蛋糕、巧克力、冰饮、咖啡、浓茶！

· 饮品策略（滋阴清热、提神不伤身）

基础：小口频饮温白开水，保持身体水分，促进代谢。

提神/护眼饮品（可选，根据需要）：

枸杞菊花茶（淡）：枸杞子10粒+菊花3~4朵。清肝明目，缓解眼干涩疲劳，不上火。

西洋参茶（淡）：西洋参片2~3克。益气养阴，提神抗疲劳，优于咖啡。

绿茶（淡，且22:00后停饮）：仅限熬夜初期提神，选择淡茶，少量饮用。绿茶性凉可清火，但含咖啡因，太晚喝影响后续休息。

避免：咖啡、浓红茶、功能饮料、含糖饮料（加重湿气、消耗脾胃）。

● 环境与身体准备

保持温暖：尤其注意脚部、肩颈、腹部保暖，避免受寒加重气血消耗。

眼睛保护：

– 每45分钟做一次眼保健操或远眺/闭目休息。

– 人工泪液缓解干涩。

– 屏幕调至暖光、低亮度，使用防蓝光模式。

● 适度活动身体(防僵化淤堵)

休息时起身缓慢散步几分钟。

做简单拉伸：手臂上举伸展、转腰、活动脚踝手腕。

颈部肩部放松：轻柔转动颈部，耸肩放松，按揉风池穴（后颈部，枕骨之下，胸锁乳突肌与斜方肌上端之间的凹陷处）、肩井穴（肩部肩峰最外侧点与大椎穴连线的中点）。

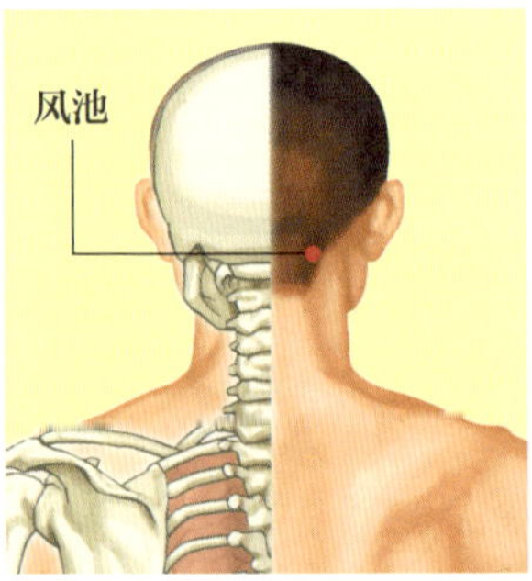

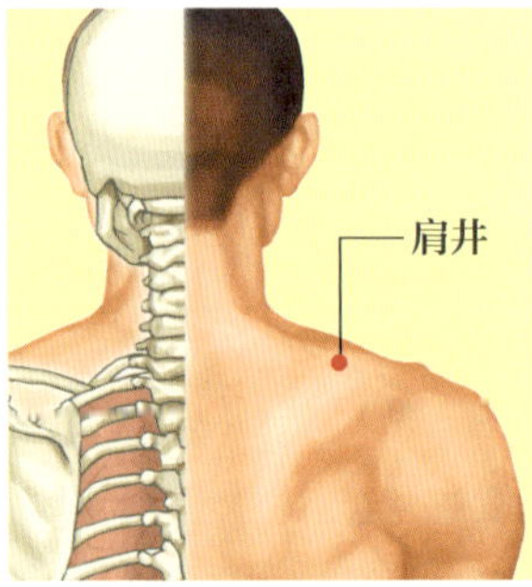

● 舒缓放松(至关重要)

温水泡脚（40℃左右，15~20分钟）：水中可加入艾叶、生姜片或一小撮盐。引火下行，温经散寒，促进血液循环，显著助眠。

总结：熬夜谨记补水+健康小食+护眼+轻度活动+短暂小憩（如可能）。此方案是“战时急救”，目的是将熬夜伤害降到最低。

◎ 第二阶段：熬夜后2~7天（修复期）

核心原则：清虚热、养阴血、护脾胃、安神志。

清晨（醒来后—早餐前）

唤醒身体

梳头 (醒脑开窍)：用木梳或手指从前额发际线向后梳至后颈，力度适中，100次左右。刺激头部经络，促进气血运行，提神醒脑。

干洗脸 (活气血)：双手搓热，轻轻按摩面部，从下巴到额头，再到太阳穴。促进面部气血循环，改善倦容。

按揉穴位 (提神醒脑)：

百会穴：用中指指腹轻轻点按头顶正中的百会穴30秒至1分钟。升提阳气，醒神开窍。

太阳穴：双手拇指按揉太阳穴（眉梢与外眼角中点向后约一横指凹陷处），顺时针、逆时针各20~30次。

风池穴：双手拇指按揉风池穴（后颈发际线凹陷处，与耳垂平齐），力度适中，有酸胀感即可，按揉1~2分钟。可缓解头痛、颈僵、眼疲劳。

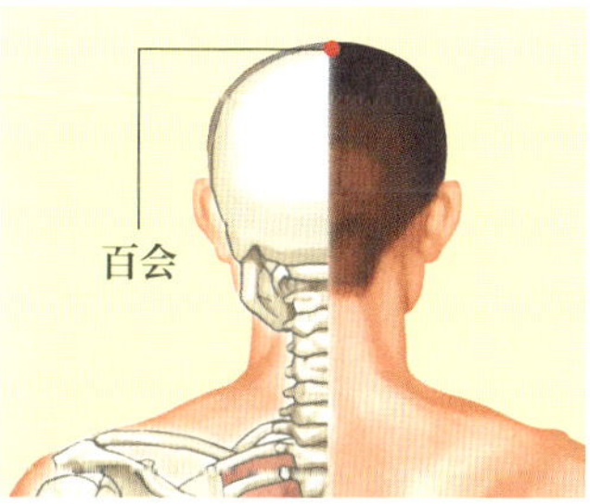

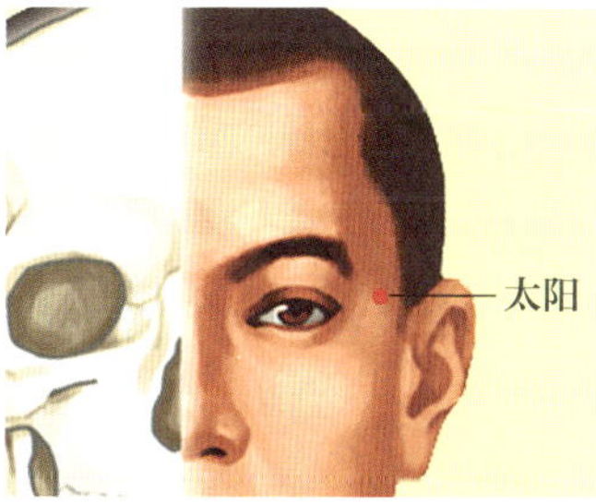

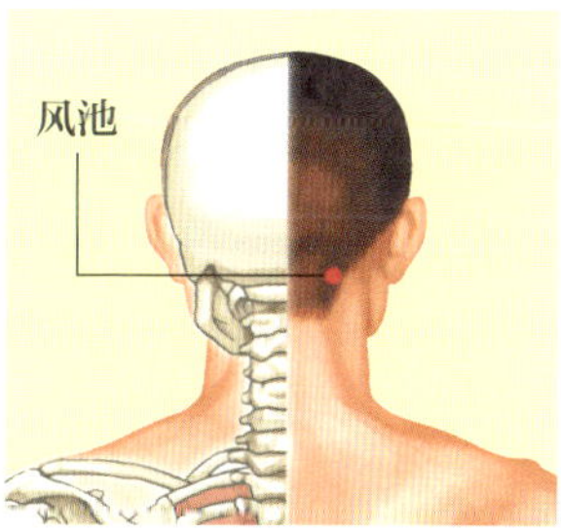

晨饮 (滋阴清火)

淡盐水 (少量)：小半杯温开水加少许盐（约1克），帮助补充电解质，清降虚火（注意：高血压患者慎用）。

蜂蜜柠檬水：温水中加入1勺蜂蜜和几片新鲜柠檬。蜂蜜滋阴润燥，柠檬生津开胃，富含维生素C。

麦冬/石斛水：取麦冬5~6粒或石斛3~5克（切片或粉），沸水冲泡，稍凉后饮用。滋阴生津效果显著。

早餐 (7:00~9:00)

原则：温热、易消化、清淡、富含营养，避免生冷、油腻、辛辣

推荐选择

粥类

绿豆薏米粥：绿豆清肝火解热毒，薏米健脾利湿。

百合莲子小米粥：百合清心安神润肺，莲子健脾补肾养心，小米养脾胃。

山药红枣粥：山药健脾益肺补肾，红枣补中益气养血。

其他：热汤面（清汤）、蒸蛋羹、软馒头/花卷。

避免：油条、煎蛋、冷牛奶、冰果汁、浓咖啡。

上午 (9:00~12:00)

1.修复茶饮 (持续补水滋阴)

枸杞菊花茶：枸杞子10~15粒，菊花（杭白菊或胎菊）5~6朵。沸水冲泡。枸杞子滋补肝肾明目，菊花清肝明目降火。适合眼睛干涩、头晕者。

西洋参茶：西洋参片3~5克，沸水冲泡或保温杯焖泡。益气养阴、清热生津，提神抗疲劳（不上火）。适合气阴两虚明显者（乏力、口干、心慌）。

决明子茶：炒决明子10克，沸水冲泡。清肝明目、润肠通便。适合眼红、眼屎多、便秘者（注意：腹泻者不宜）。

玫瑰花茶：玫瑰花5~6朵。疏肝解郁、活血调经、安抚情绪。适合情绪烦躁、胸闷、经期不适的女性。

2.轻度活动（升阳通络）

避免剧烈运动！选择散步（阳光下更好）、八段锦（尤其“两手托天理三焦”、“调理脾胃须单举”）、太极拳或简单的拉伸。微微出汗即可，目的是促进气血流通，振奋阳气，但不过度消耗。

3.眼部护理（养肝明目）

①**闭目养神**：每工作/用眼30~45分钟，闭眼休息5~10分钟。

②**眼部穴位按摩**：

睛明穴：内眼角稍上方凹陷处。轻按。

攒竹穴：眉头凹陷处。轻按。

鱼腰穴：瞳孔直上，眉毛中点。轻按。

丝竹空穴：眉梢凹陷处。轻按。

太阳穴：再次按揉。

轮刮眼眶：用指节从内眼角沿上眼眶刮至太阳穴，再从内眼角沿下眼眶刮至太阳穴，重复几次。

③**远眺**：看远处绿色植物，放松睫状肌。

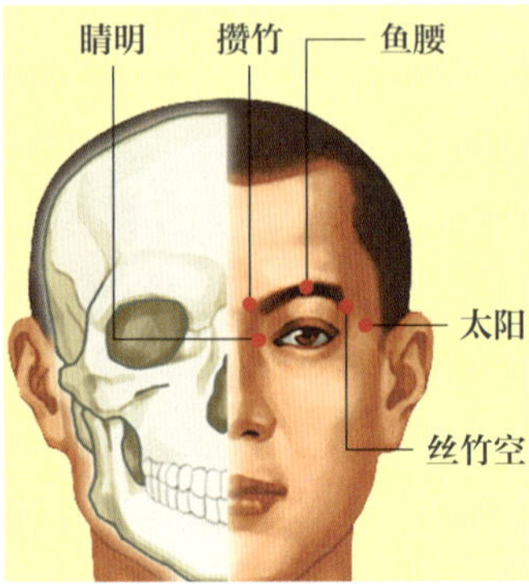

扫码观看
眼部按摩视频

午餐（12:00~13:00）

原则：均衡、七八分饱、清淡烹调（蒸、煮、炖、白灼），增加优质蛋白和蔬菜

推荐搭配

主食：米饭、面条、杂粮饭。

蛋白质：清蒸鱼、白灼虾、炖鸡肉（去皮）、豆腐。

蔬菜：深绿色叶菜（菠菜、小白菜、西蓝花清炒或焯水）、木耳、胡萝卜、冬瓜（清热利湿）、番茄等。颜色丰富。

避免：油炸食品、红烧肉等油腻肉类、辛辣调味品、过咸食物、生冷沙拉（尤其脾胃虚寒者）。

午后（13:00~17:00）

小憩（养心阴）

子午觉很重要！争取在午餐后小睡20~30分钟。即使睡不着，闭目养神也非常好。这是补充心阴、恢复精力的黄金时间。避免睡太久（超过1小时）以免影响晚上睡眠或醒来更昏沉。

下午茶饮（继续滋养）

可以继续上午的茶饮（如枸杞菊花茶、西洋参茶），或者换成以下饮品。

红枣桂圆茶：红枣3~5颗（掰开），桂圆肉5~6颗。补益心脾、养血安神。适合气血不足、心悸者（注意：易上火者少放桂圆或去掉）。

白开水：保持充足水分。

晚餐 (18:00~19:30)

原则：最关键的一餐！务必清淡、易消化、量少（六七分饱），让脾胃充分休息

推荐选择

粥类/汤面：小米粥、南瓜粥、蔬菜汤面。

易消化蔬菜：山药、莲藕、土豆、胡萝卜、冬瓜、绿叶菜（烹饪软烂）。

少量优质蛋白：如少量鱼肉、豆腐。

避免：所有油腻、辛辣、生冷、难消化的食物（糯米、年糕、炸物、肥肉、大量肉类、火锅、烧烤、冰品）。晚餐吃错会极大加重身体负担，影响当晚睡眠。

晚间 (19:30~睡前)

舒缓放松（宁心安神）

温水泡脚：40℃左右温水，泡15~20分钟，水中可加入艾叶（温经散寒）、生姜（温阳散寒）或花椒（温中散寒除湿）。促进下肢血液循环，引火下行，助眠。（注意：水温不宜过高，时间不宜过长，心脑血管疾病患者慎用）

按揉安眠穴：耳垂后凹陷与枕骨下凹陷连线中点（翳风与风池连线的中点）。按揉1~2分钟。

按揉神门穴：腕横纹尺侧端，尺侧腕屈肌腱的桡侧凹陷处。按揉1~2分钟。养心安神。

按揉三阴交：内踝尖上3寸（四横指），胫骨内侧缘后方。按揉1~2分钟。健脾益肾调肝，滋阴安神。

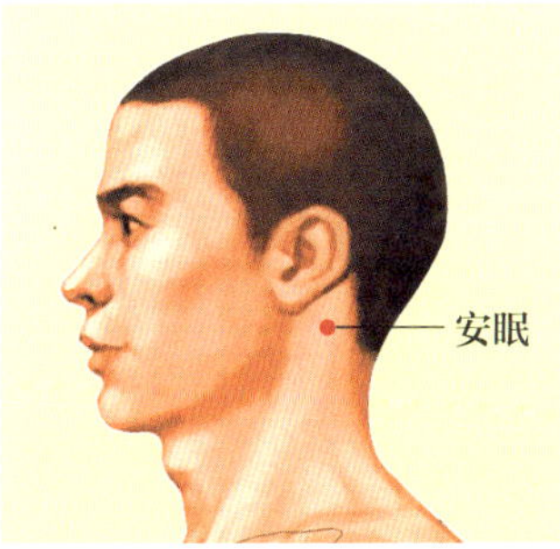

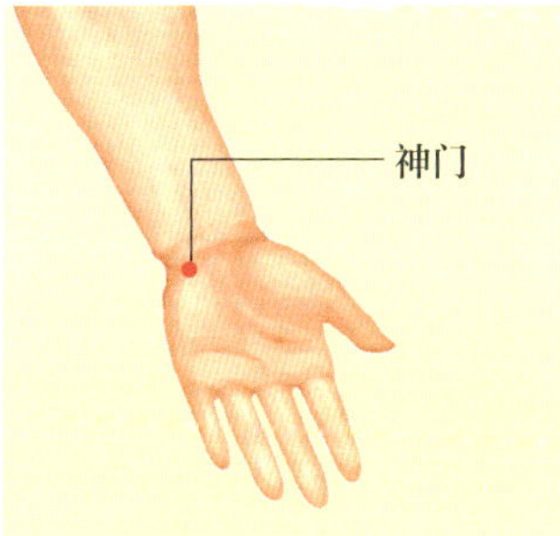

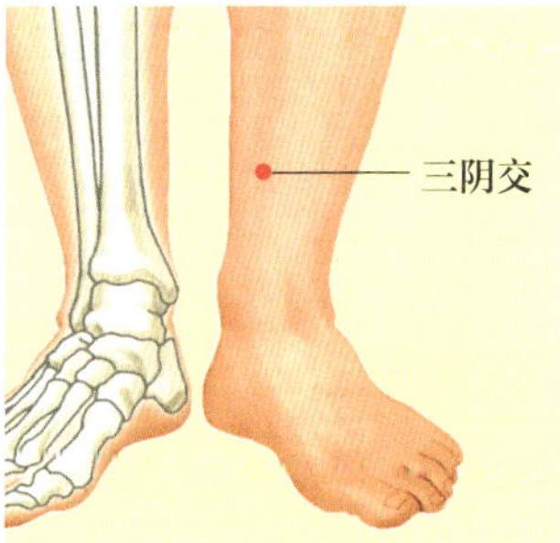

环境准备：调暗灯光，远离手机、电脑等蓝光屏幕至少1小时。保持卧室安静、凉爽

睡前饮品（可选）

温牛奶：含有色氨酸，有助睡眠（乳糖不耐受者慎选）。

酸枣仁茶：炒酸枣仁10~15克（捣碎），沸水冲泡或略煮。养心补肝，宁心安神。（这是助眠效果较好的中药材，适合睡眠困难者）

桂圆莲子汤（少量）：少量桂圆、莲子煮水喝。补心脾安神。

避免：咖啡、浓茶、酒精、大量饮水。

● **睡眠 (尽量22:30前入睡)**

核心目标：抓住黄金修复期！务必比平时更早入睡，保证充足、高质量的睡眠。这是身体修复阴血、恢复元气的根本。

◎ 第三阶段：熬夜后7~30天（巩固期）

核心目标：补肾固本、强健根基、提升体质、预防复发。

状态特点：不适症状基本消失，精力体力恢复常态。此阶段是防止体质下滑、提升长期抗疲劳能力的关键期，重点在“肾”这个先天之本。

● **调理重点与方案**

· 补肾填精

食疗

坚果：核桃仁、腰果、板栗（补肾强腰）。

种子类：枸杞子、菟丝子（可煲汤或泡茶）。

黑色食物：持续食用黑豆、黑芝麻、黑米、桑椹。

优质蛋白：适量羊肉（冬季更佳，配当归生姜）、海参、牡蛎（滋补肾精）。

药膳（可选）

杜仲巴戟炖猪腰/牛骨（温补肾阳，适合怕冷、腰膝酸软者）、熟地山萸肉炖乌鸡（滋补肾阴，适合潮热盗汗者）。建议咨询中医师体质辨识后选用。

茶饮：枸杞杜仲茶（补肾强筋骨）。

· 健脾益气 (持续)

坚持食用山药、莲子、芡实、小米。

可适当食用人参（或党参、太子参）、黄芪煲汤或泡水，提升正气。

· 调和气血

饮食保持均衡多样化，确保优质蛋白、新鲜蔬果、全谷物摄入。

可偶尔食用当归生姜羊肉汤（温经活血）。

· 强健体魄

规律运动：每周进行3~5次中等强度运动，每次30~45分钟。推荐八段锦、太极拳、游泳、慢跑、力量训练。运动是提升阳气、固护正气的根本方法。

充足睡眠：坚持早睡（尽量23点前），保证7~8小时高质量睡眠。

情志调养：保持乐观、平和的心态，疏解压力。

· 考虑膏方/丸剂（可选）

如果经常熬夜或体质本弱，可在冬季或专业中医师指导下，服用滋补膏方或补肾健脾类丸剂（如六味地黄丸、金匮肾气丸、归脾丸等，务必辨证使用），进行更深层次的调理和巩固。

◎ 注意事项

个体差异：以上为通用方案。体质不同（如阳虚、阴虚、湿热、气虚等），侧重点可能不同。若长期熬夜或症状严重，建议咨询专业中医师辨证调理。

避免连续熬夜：一次熬夜的修复需要时间，切忌连续透支。本方案旨在“救急”，长期健康还需规律作息。

心态平和：熬夜后易烦躁，尽量保持心情平静，避免情绪大起大落。可配合深呼吸（腹式呼吸）。

饮食禁忌：严格忌食生冷（冰饮、寒性水果如西瓜、梨）、油腻、辛辣刺激食物，以免进一步损伤脾胃阳气或助长虚火。

咖啡/浓茶慎用：虽然能暂时提神，但会透支肾精、扰乱心神，不利于熬夜修复。非必要尽量不用，尤其下午及晚上要避免饮用。

周末补觉误区与科学回血方案

◎ 周末补觉误区

长时间补觉

许多人认为，在周末可以通过长时间的睡眠来弥补工作日的睡眠不足。然而，这种做法可能导致生物钟紊乱，使得身体难以适应正常的作息时间，进而引发“社交时差”，影响社交活动和身体健康。此外，过长的补觉时间可能使身体进入深度睡眠，醒来后反而感觉更加疲惫。

白天随时补觉

有些人认为，白天随时打个小盹就能补充精力。然而，频繁的小憩可能影响晚上的睡眠质量，导致睡眠周期紊乱。特别是在傍晚时分小憩，可能让人在夜间难以入睡。

忽视睡眠环境

良好的睡眠环境对睡眠质量有很大影响。噪声、光线、温度不适宜都可能影响睡眠质量。然而，有些人在周末补觉时忽视了睡眠环境的重要性，导致补觉效果不佳。

◎ 科学回血方案

保持规律作息

长期熬夜仅靠周末补觉无法完全抵消危害。真正健康的关键是规律作息，优先保障每日7~9小时的睡眠。周末每晚比平时多睡1~2小时较为合适，避免过度补觉导致生物钟紊乱。

控制补觉时间

如果需要白天补觉，尽量控制在30分钟以内，避免进入深度睡眠，减少醒后的疲惫感。短暂的休息可以帮助恢复精力,同时避免打乱正常的睡眠周期。

选择合适的补觉时间

下午1~3点是补觉的最佳时间，这个时间段的小憩可以提高警觉性和工作效率，同时不会影响晚上的睡眠质量。

改善睡眠环境

确保睡眠环境安静、黑暗、温度适宜，以提高睡眠质量。可以使用遮光窗帘、耳塞等工具来减少噪声和光线的干扰。

适量运动与饮食调整

适当的运动可以提高睡眠质量，帮助身体更快入睡。然而，应避免在睡前进行剧烈运动。此外，晚餐应尽量选择易消化、营养均衡的食物，避免过量饮酒或吸烟，这些习惯都可能影响睡眠质量。

综上所述，周末补觉需要避免误区，采用科学的回血方案。通过保持规律作息、控制补觉时间、选择合适的补觉时间、改善睡眠环境以及适量运动与饮食调整等方法，可以有效地缓解疲劳、恢复精力。

熬夜后皮肤修复：中药面膜DIY指南

◎ 材料准备

七子粉（提亮淡斑祛痘），成分包括白及、白蔹、白术、当归、人参、芍药、茯苓。

纯净水：调和用。

◎ 步骤：

1. 将纯净水与七子粉混合，搅拌至无颗粒糊状（浓度以敷面不滴落为准）；

2. 洁面后，热毛巾敷脸2分钟打开毛孔，均匀涂抹面膜，避开眼周；

3. 静待15分钟，温水洗净，后续涂抹保湿霜。

◎ 注意事项：

敷用前耳后测试过敏反应。

调配后20分钟内使用，避免成分氧化。

每周2~3次，4~6周为一疗程。

（黄学进　王悦　翟松会）

第八章

脱发青年的救赎之路

头发是生命的信使，
也是健康的晴雨表。
面对日渐稀疏的发丝，
你是否也曾焦虑不安？
脱发不仅是外在现象，
更是内在失衡的信号。
本章将从毛囊健康检测、脱发类型、
生活习惯改变到中医调理，
带你一步步走出“秃”然困境。

头皮健康检测：3步判断毛囊状态

早晨梳头时发丝不断掉落在地上、发际线日渐上移、发缝越来越宽……现代人正经历着前所未有的脱发焦虑。调查显示，我国超2.5亿人受脱发困扰，且脱发日渐低龄化，90后已超过80后成为“防脱主力军”。对于很多年轻人来说，脱发来得如此突然，明明毕业还没几年，就要面临未老先“秃”的困境。

那么，掉多少才算脱发？ 头发的周期分为：生长期（2~6年，平均约3年）、退行期（约3周）、休止期（约3个月），回到下一个循环，平均约3年零4个月。正常人头皮有10~15万个毛囊，按照10万个毛囊、头发周期3年零4个月计算，平均每天会脱落80根头发。头发的生长周期不是绝对同步的，因此每天脱落50~100根头发属于正常情况，此外，秋季气温降低，头皮血管收缩，头发的营养供应减少，掉发比其他季节更多属于正常生理现象。

其实，头发就像树丛，而毛囊就是土壤，树丛长得茂密还是稀疏，土壤是关键。脱发的本质是毛囊退化萎缩的过程，在毛囊完全闭合之前，是有逆转机会的。

◎ 观察掉落的头发

● 掉发数量

取白色枕巾平铺观察，连续3日记录晨起脱发量。

健康人群：<50根/日（枕巾落发+梳头掉发总和）。

预警阶段：50~100根/日（毛囊进入休止期比例升高）。

危险信号：连续>100根/日（需立即干预）。

● 掉发性状

观察脱落的头发，如果脱落的头发变细、变软，说明这部分毛囊开始萎缩。但是否是坏死，还需要进一步观察。

◎ 查看脱发区域的头皮情况

如果头皮没有头发，但能清晰看到毛孔，说明毛囊没有坏死，仍有机会长出新的头发。

如果脱发区域的头发稀疏裸露，头皮光滑，看不到任何毛孔，毛囊可能已经萎缩或闭合。

◎ 借助头皮检测仪器

毛囊位于皮肤下的真皮层与皮下组织之间，肉眼无法看到。通过专业的头皮检测仪器，可以直观快速地了解头发毛囊的健康状态，以及脱发的发展情况和程度，然后采取针对性解决办法。注意，头皮检测一定要到正规医院，不要盲目相信理发店或头皮护理店的说法。

毛囊是不可再生的，毛囊数量从我们生下来开始，就是固定的了。毛囊只会在成长过程中逐渐减少。据统计，我们人类大约有400万~500万个毛囊，其中100万个在头部，约有10万个在头皮部位。脱发后毛囊闭合的时间大概在3~5年，但若放任不管，部分脱发患者1~2年即可进入不可逆瘢痕期。

◎ 头发是气血的"晴雨表"

中医认为"发为血之余"，头发需要充足的气血滋养才能茂盛生长。健康状态下，人体多余的气血会滋养毛发，使其乌黑润泽。相反，当人体气血不足时，头发就容易干枯掉落。

另一方面，很多年轻人常出现"气血有余却发不养"的怪象，比如熬夜后头油增多但发质干枯，进补后身体发胖却持续脱发。这其实不是整体气血总量不足，而是气血运输通道出现了堵塞。长期熬夜、久坐、饮食油腻等不良习惯，会让气血运输系统如同淤塞的河道，营养物质难以抵达发根。

◎ 脱发的四大"隐形推手"

● 肝肾失养：头发的根基动摇

头发的根基在肾，只有肾脏保持健康状态，精气神才能充足，头发才能长得好。

· 形成原因

熬夜：现代职场人常见的"报复性熬夜"正在掏空肾精，23点后持续清醒状态打乱褪黑素节律，导致肾阴耗损。

饮食：靠咖啡因提神，形成"虚假肾阳"；冰饮冷食耗损肾中真火，现代人的不良饮食习惯正成为伤肾暗流。

● 气血两虚：发根失去滋养

气血不足，就像土地失去肥力，头发得不到足够滋养，新发难以萌生，旧发干枯、分叉、易脱落。

· 形成原因

思虑伤脾：脾胃是气血生化的源泉，如果长期从事脑力活动，思虑过多，就会损伤脾胃，暗耗心血。

失血：女性产后失血、经期失血都会导致气血亏虚。

久视伤血：现代人手机不离身，眼睛长时间看电子屏幕不仅会引发视疲劳，更会耗伤肝血。

营养摄入不够：现代女性常常因为爱美而减肥，但是过度节食减肥会导致营养摄入不足，从而常出现头发干枯易断。

● 湿热上蒸：毛囊的"桑拿房"

嗜食烧烤火锅的年轻人头顶容易油腻、头屑增多。这种湿热体质如同把毛囊放进了蒸笼，湿热熏蒸导致毛囊萎缩，头发相应脱落。

· 形成原因

甘甜的食物容易助湿生满，奶茶、蛋糕、冰激凌这些含糖量高的食物是"酿湿生热"的直接推手。

工位一坐就是一天，久坐会导致气血运行不畅，湿气排不出去。

烧烤宵夜迫使脾胃在子时（23时~1时）持续工作，产生"食积化热"的恶性循环。

● 情志郁结：头皮的"紧箍咒"

肝主疏泄，各种压力导致的情志抑郁会导致气机不畅，头皮气血如同被无形绳索捆缚，毛囊得不到充分滋养就会成片脱落。

脱发类型自测：你是哪种『秃』

中医脱发的辨证分型常见有血虚型、湿热型、肾虚型，测测看你是哪种类型的脱发?

◎ 气血虚型（占比约30%）

● 三辨法

脱发特征：发质细软稀疏，阳光下呈半透明，或见于经期后脱发加剧，如秋风扫落叶。

典型症状：指甲无光泽，眼睑血色淡，面色苍白，易疲劳，头晕，女性月经量少。

舌脉：舌淡苔白，脉细弱。

◎ 湿热型（占比约40%）

● 三验法

脱发特征：头皮油腻瘙痒，晨起枕头油渍直径＞5厘米，头皮散发腐乳味，指甲轻刮现黄腻物，头皮易长红疹，头发脱落成束。

典型症状：口苦口臭，大便黏滞，腹部脂肪堆积。

舌脉：舌苔厚如铺满咖啡渣，脉滑数。

◎ 肝肾虚型（占比约20%）

● 三查法

脱发特征：头发干枯易断，发际线呈M型后退。

典型症状：腰膝酸软，头晕耳鸣，健忘，夜尿≥2次，女性月经不调，男性生殖功能障碍，耳垂褶皱深如刀刻。

舌脉：舌淡，尺脉弱。

当您的症状不完全符合某一特定证型时，或者只符合某一类型里的部分症状，可以通过以下评分系统帮助判断自己的脱发类型。

评分方法：每个症状按程度评分：无（0分）、轻度（1分）、中度（2分）、重度（3分），计算每个证型的总分，得分最高的证型可能是您的主要问题。如果两个证型分数接近，可能是复合证型（如肝肾不足+气血两虚）。

1.气血虚型

症状	评分（0~3分）
头发细软、易断	
面色苍白或萎黄	
容易疲劳、气短	
心悸（心跳快/心慌）	
月经量少或推迟	
总分	

≥8分，可能以气血两虚为主

2.湿热型

症状	评分（0~3分）
头发油腻，一天不洗就油	
头皮瘙痒、有黄色头皮屑	
口苦、口臭	
大便黏滞、不成形	
阴部潮湿（女性白带多）	
总分	

≥8分，可能以湿热蕴蒸为主

3.肝肾虚型

症状	评分（0~3分）
头发干枯、无光泽	
脱发均匀，发际线后移	
头晕耳鸣	
腰膝酸软	
夜尿多（≥2次/晚）	
总分	

≥8分，可能以肝肾不足为主

◎ 科学护理头皮和头发

● 错误清单

1.过度清洁：很多人认为洗头越频繁越干净，其实不然。过度清洁会破坏头皮的天然油脂屏障，导致头皮干燥、敏感。

正确做法：根据自己的发质确定洗头频率，油性发质可每天或隔天洗一次，干性发质建议2~3天洗一次。

2.水温过高：高温会刺激头皮毛细血管扩张，损伤头皮和毛囊，还会让头发的毛鳞片张开，导致水分和营养流失，使头发变得粗糙、易分叉。

正确做法：洗头时水温以 37℃左右为宜，接近人体体温。

3.洗头时用力抓挠：洗头时感觉头皮发痒，就用指甲使劲抓挠，这种做法非常伤头皮。指甲坚硬的边缘会划伤头皮，破坏毛囊，引发炎症，进而影响头发生长。

正确做法：应该用指腹轻柔地按摩头皮，既能清除污垢，又能促进血液循环。

4.频繁烫发、染发：烫发剂中的化学物质会改变头发的结构，使头发变得脆弱；染发剂中的色素和氧化剂则会渗透头皮，刺激毛囊。

正确做法：建议尽量减少烫染次数，两次烫染间隔至少6个月。

◎ 调整生活习惯

● 心情放轻松

头发好比情绪探测器，当察觉到身体被焦虑情绪影响，就会像凄凄寒风中的树叶一样萎落飘零。若出现焦虑情绪，可采用练习嘘字功吹走坏情绪。

扫码观看
嘘字功

练习方法：两脚开立，与肩同宽，全身放松。呼气时念“嘘”字，足大趾轻轻点地，左手自腰间缓缓向右穿出，手心斜向上，经胁肋至与肩平。吸气时，左手缓缓收回腰间。左右交替进行。如此练习6次为一遍。

练习时间：清晨5~7点。

● 饮食要均衡

饮食应当均衡有营养，日常可多摄入黑色食材，如黑芝麻、黑豆、黑米。同时尽量避免伤发的以下食物。

寒凉生冷食物：冰饮、西瓜、苦瓜、绿豆，损伤脾胃，影响气血生化。

肥甘厚味：肥肉、奶油、油炸食品，助湿生热。

甜腻食物：蛋糕、巧克力、奶茶，湿热困脾。

辛辣燥热食物：辣椒、花椒、烧烤、羊肉、韭菜、肉桂，易生虚火，伤肾阴。

酒精、咖啡（伤阴助火，影响睡眠）。

运动别偷懒

运动原则：疏通经络（尤其肝经、肾经）、促进气血运行。

推荐运动：八段锦，重点练习“两手攀足固肾腰”“五劳七伤往后瞧”。每天练习一次。

散步/慢跑：每周3~5次，微汗为度（过汗伤津）。

瑜伽拉伸：每周1次。

扫码观看
两手攀足固肾腰

扫码观看
五劳七伤往后瞧

中医食疗调脏腑

食疗方

气血虚型脱发：桂圆红枣枸杞粥（枸杞子10粒，红枣2枚，桂圆肉3粒，大米60克，加水适量煮粥），可以养肝补血，注意湿热体质的人勿过量食用。

湿热型脱发：荷叶冬瓜粥（荷叶2片，冬瓜250克，大米60克，荷叶清洗干净，加500毫升水煮汤，煮好后取汁备用，冬瓜切小块，将冬瓜、大米放入荷叶汁中煮粥），可以除湿清热。

肝肾虚型脱发：黑芝麻核桃粥（黑芝麻30克，核桃15克，大米60克，加水适量煮粥，并放入适量冰糖），可以补肝肾、乌须发。

中药外洗健头皮

基础方

侧柏叶30克，制首乌20克，透骨草20克。

加减法

头油多：加茵陈15克，薄荷10克。

头皮痒：加苦参10克，白鲜皮10克。

伴白发：加桑椹20克，黑豆衣15克。

用法：水煎20分钟滤渣，晾至38℃左右洗头，用指腹按摩10分钟，每周1~2次。

◎ 穴位按摩促循环

百会穴 升清益脑，益气活血

找穴：位于头顶中央，双手拇指置于两耳最高点（耳尖），两手中指沿头顶方向滑动交会处即为百会穴。

操作：食、中二指叠按，顺时针揉压3分钟。

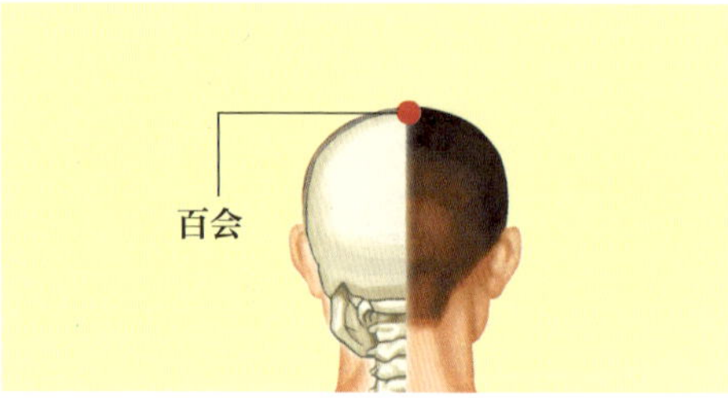

风池穴 祛风活血止痒，促进头发再生

找穴：位于枕骨下两侧凹陷处，双手掌心贴住耳朵，拇指自然上推至后脑勺，拇指所在凹陷处即为风池穴，左右两侧各有一穴，对称分布，按压时若感到酸胀、发紧或轻微痛感，说明位置正确。

操作：拇指按压同时仰头，每次5秒×10组。

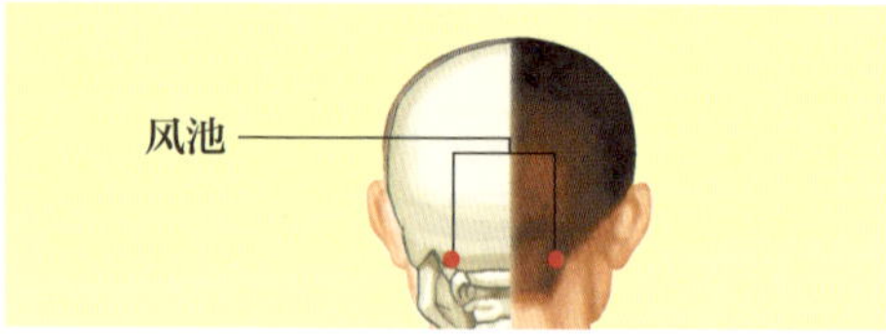

太溪穴 补肾滋阴

找穴方法：将手指沿内踝后方向下滑动，触到与跟腱之间的"凹坑"即为太溪穴。

操作：拇指点按，每次2分钟。

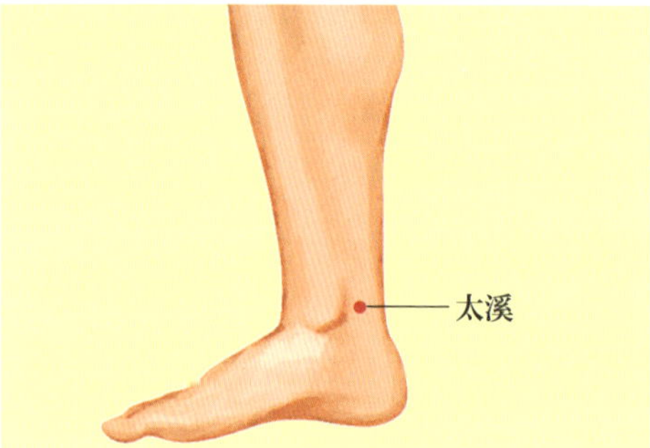

血海穴 行血养血，凉血活血

找穴方法：位于大腿内侧，膝盖上方二横指，坐在椅子上，屈膝，用自己的掌心按住膝盖，右手按左膝，左手按右膝，第2~5指朝上，拇指约45度斜置，拇指端下就是血海穴。

操作：用拇指点按，每次2分钟。

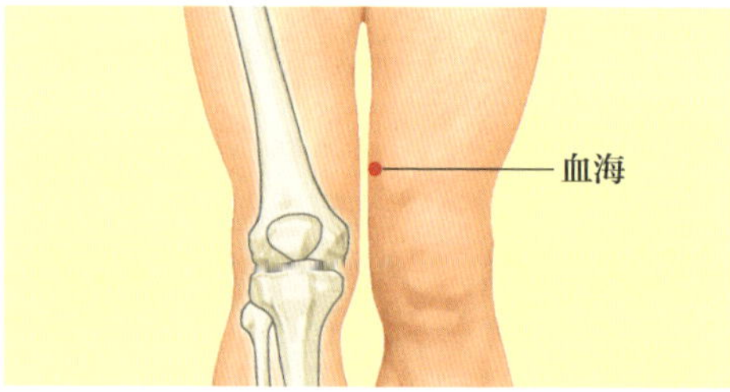

◎ 梳头养生法给头皮松松土

养发如养花，每日晨起从前往后梳头100次左右，相当于给头皮做"松土"，可促进血液循环、清洁头皮、舒缓神经。具体方法如下：

工具选择：最好选用牛角梳、黄杨木梳、檀木梳，齿距0.5厘米为佳。

操作要点：

晨起时：从前额发际梳至颈后，用力均匀，以头皮微热为度，重点疏通三条线（头三线）：督脉线、膀胱经线、

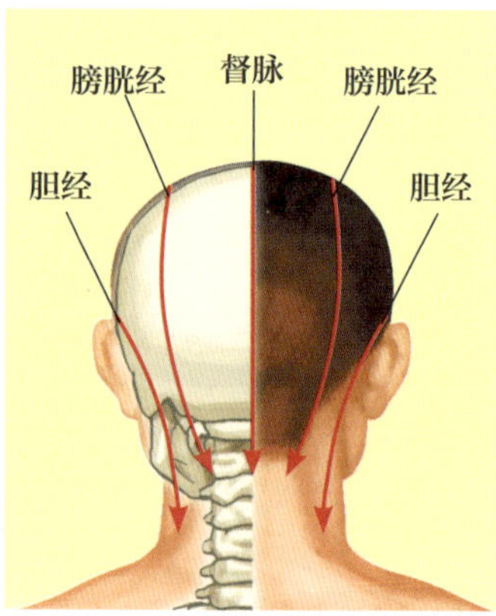

胆经线；

晚间：用梳背刮拭耳后翳风穴，助肝胆排毒。

执行周计划表							
	晨起	早餐	上午	中午	下午	睡前	夜间
周一	刮头三线	食疗粥	八段锦	午时觉	嘘字诀（见操作视频）	刮耳后翳风穴	睡好子时觉
周二	按百会穴	正常饮食	八段锦	午时觉	嘘字诀	刮耳后翳风穴	睡好子时觉
周三	刮头三线	食疗粥	八段锦	午时觉	嘘字诀	按太溪穴	睡好子时觉
周四	按风池穴	正常饮食	八段锦	午时觉	嘘字诀	刮耳后翳风穴	睡好子时觉
周五	刮头三线	食疗粥	八段锦	午时觉	嘘字诀	刮耳后翳风穴	睡好子时觉
周六	按血海穴	正常饮食	八段锦	午时觉	散步	按太溪穴	睡好子时觉
周日	刮头三线	食疗粥	八段锦	午时觉	瑜伽	刮耳后翳风穴	睡好子时觉

◎ 子午觉养发法

坚持规律作息，能提升血清褪黑素水平，降低毛囊休止期比例，睡好子时觉和午时较，在睡眠中开启生发之旅，实现“躺赢”。

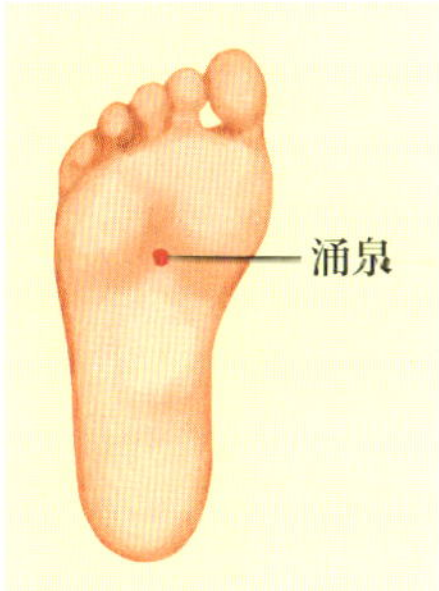

子时觉（23~1点）：这个阶段须保证深度睡眠，可以在睡前用吴茱萸粉贴敷涌泉穴帮助睡眠。

午时觉（11~13点）：中午这个时间段闭目养神15分钟，可用手心搓热敷眼缓解疲劳。

小结

头发是身体发出的“生命电报”，与其焦虑植发价格，不如把握中医调理黄金期，从根本上解决脱发，才是上上策。记住：每个毛囊都是待唤醒的种子，只要气血充沛、经络畅通，枯木也能逢春。你的每根头发，都值得被温柔以待。

（雷婷　王悦　翟松会）

第九章

办公室养生指南

在现代办公环境中，
长时间保持固定姿势、高强度用眼、
空调寒气侵袭以及重复性手部操作，
导致气血运行不畅、筋骨劳损及阳气耗散，
形成以肩颈僵硬、眼疲劳、鼠标手、
腰背酸痛等为特征的“办公病”。
本章系统介绍在工位即可实施的中医养生方法，
通过导引术、穴位按摩、草本茶饮及环境调节，
实现工作与健康的协同。

工位导引术：微运动，大健康

长时间静态劳作致气血凝滞，工位导引术旨在利用碎片时间疏通经络、活利关节、振奋阳气。每项练习均可于工位完成，耗时3~5分钟，建议每小时进行一次。

◎ 醒神开窍·头面四部曲

● 熨目转睛（养肝明目）

快速摩擦双手至掌心发热，覆盖闭拢的双眼，感受热力温熨眼周。待热量减弱后，眼球顺时针、逆时针各缓慢转动6圈。此动作源自中医“熨目”法，能促进眼周气血循环，滋养肝血，缓解干涩酸胀。

扫码观看
熨目转睛

● 鸣天鼓（聪耳健脑）

以双手掌心紧捂双耳，手指放于后脑勺。将食指压于中指上，用力滑下弹击后脑骨（风池穴附近），耳中可闻“咚咚”如击鼓之声，重复弹击24次。该法可刺激穴位，清醒头脑，增强记忆力，预防耳鸣。

扫码观看
鸣天鼓

● 运太阳穴（疏风解痛）

用双手拇指螺纹面紧贴太阳穴，其余四指自然支撑在前额。先顺时针方向，再逆时针方向，轻柔旋转按揉各1分钟。可有效疏解少阳经气，缓解因紧张引起的偏头痛和眉棱骨痛。

扫码观看
运太阳穴

● 拿五经（通调经络）

将五指张开，指尖立起，由前发际线开始，沿头部正中（督脉）及两侧（膀胱经、胆经）向后发际线梳理，直至颈后。重复20次。如同为头部经络“疏通河道”，可畅通气血，缓解头昏脑涨。

扫码观看
拿五经

◎ 颈项通络·颈椎三法

● 仙鹤点水（温和牵引）

身体坐正，双目平视，背部挺直。缓慢将下颌内收，感觉后颈有轻微拉伸感，随后想象下颌为一支笔，以前颈为轴，向前下方轻柔伸出，再画弧线收回。重复8~10次。此动作能温和牵引颈椎关节，恢复其生理曲度，避免暴力旋转带来的损伤。

扫码观看
仙鹤点水

● 左顾右盼（舒筋解痉）

保持身体中正，缓慢将头部转向左侧，目光尽力看向左后方，感受右侧颈肩的拉伸，停留3~5秒后缓缓回正；再同法转向右侧。左右交替为一组，完成6~8组。可有效拉伸胸锁乳突肌和斜方肌上部，缓解因长时间固定姿势造成的肌肉痉挛。

扫码观看
左顾右盼

● 抗阻收颌（深层稳定）

坐直，目视前方。将双手食指与中指并拢，放于下巴稍上方位置。头部向后平移（保持水平，不要低头或仰头），与手指施加的向前轻度阻力对抗，持续5~10秒后放松。重复5~8次。此练习能激活颈深屈肌，增强颈椎的动态稳定性，从根本上预防劳损。

扫码观看
抗阻收颌

◎ 疏胸开郁・胸肩二式

● 开合扩胸（宣发肺气）

坐直身体，双手在胸前交叉抱肩，含胸弓背，感受后背的拉伸。然后，双臂迅速向身体两侧水平打开，尽力向后扩展胸膛，肩胛骨向内夹紧，保持2秒后收回。一开一合为一次，重复10~15次。可有效拉伸胸廓，改善呼吸，宣发肺气。

扫码观看
开合扩胸

● 耸肩绕环（松解肩凝）

双肩向上耸起直至极限，保持3秒，然后用力下沉，感受肩颈肌肉的放松。随后，双肩分别向前、向上、向后、向下做最大幅度的环绕运动10次，再反方向进行10次。此动作能松解肩井等穴位周围的肌肉僵硬，疏通气血。

扫码观看
耸肩绕环

◎ 强腰固肾・腰腹二法

● 座椅旋腰（活络带脉）

坐于椅子的前二分之一，身体挺直，双脚平稳踏地。以腰腹为轴，带动上半身向左后方旋转，双手可扶住椅背以加深扭转幅度，保持3~5秒后回正，再转向右后方。左右交替各完成8~10次。可有效活动腰椎，疏通环绕腰腹的带脉，改善腹部胀气。

扫码观看
座椅旋腰

● 双手攀足（固肾养精）

坐直，双腿向前伸直（若空间有限可略向前伸）。吸气时双臂向上伸展，呼气时身体前倾，双手尽力去触碰脚尖或小腿，感受腰背和腿后侧的拉伸感，保持5~10秒后缓慢还原。重复5~8次。此法可拉伸膀胱经，有固肾壮腰之效。

扫码观看
双手攀足

◎ 通达末梢・手足循环激活

● 脚下"隐形车"（引血下行）

坐姿，双脚平放于地。一侧脚跟抬起，脚尖点地，以脚尖为轴，脚跟画最大圆圈，顺时针、逆时针各转动10次，然后换另一只脚。此动作能充分活动踝关节，促进下肢气血回流。

- **抓地空拳（调畅气血）**

双脚用力做“抓地”动作，仿佛要用脚趾抓起一只球，保持3秒后放松，重复10次。同时，双手可配合进行用力握拳，再猛然张开的动作。手足并用，能强力刺激末梢神经和毛细血管，迅速改善微循环。

扫码观看
脚下“隐形车”

建议使用保温杯冲泡，保持温度，充分发挥药效。

◎ 亮眼计划

· 菊花枸杞明目茶

取贡菊5朵、宁夏枸杞10粒，并配以适量冰糖，用沸水冲泡后焖5分钟。此茶中菊花能清肝明目，枸杞子可滋补肝肾，尤其适合缓解长期用眼导致的目赤肿痛与干涩疲劳。建议选择朵大色黄的贡菊以提升效果，若体质脾胃虚寒，可加入2片红枣以中和寒性。

· 决明子润眼饮

取炒决明子10克、薄荷3克，先将决明子加水煮10分钟，关火后放入薄荷利用余温焖泡。决明子可清肝泻火，薄荷能疏风散热，两者协同对眼睛胀痛和头痛有良好的缓解作用。需特别注意的是，决明子性偏寒凉，体质偏寒者建议在煮制时加入几片生姜以中和其寒性。

· 桑椹黑豆护眼粥

取黑桑椹干15克、黑豆30克、粳米50克，先将黑豆提前浸泡2小时，再与粳米一同煮粥，待粥将成时放入桑椹继续煮5分钟即可。此粥中桑椹能补益肝肾，黑豆可活血利水，尤其适合因肝肾阴虚导致的视物昏花。若在办公室食用，也可将材料打成粉状，用保温杯焖泡成糊作为便捷下午茶。

◎ 通络三宝

· 姜苏活血饮

取鲜紫苏叶5片、生姜3片与适量红糖，用沸水冲泡后加盖焖10分钟即可饮用。此饮中紫苏能理气散寒，生姜可活血通络，尤其适合缓解因空调房受凉引起的肩颈疼痛。还可将药汁装入小喷瓶中，喷洒于酸痛部位后进行热敷，以增强舒缓效果。

· 桂花山楂解瘀茶

取干桂花3克、山楂10克，先将山楂加水煮15分钟，关火后放入桂花，利用余温焖泡。此茶中山楂能行气散瘀，桂花可温中散寒，对缓解久坐导致的臀部麻木有良好效果。建议搭配每日进行提肛运动（首先准确找到盆底肌群，可模拟憋尿或中断排便的感觉。练习时，吸气并主动收缩提升该肌群，保持紧绷上提感约5~10秒；随后呼气，彻底放松肌肉10秒，使肌群完全回至原位。此“收缩–放松”过程，每日进行2~3组，每组30次），以进一步改善盆腔血液循环。

· 艾草热敷贴

取干艾叶50克、粗盐250克，混合炒热，装入棉布袋中，敷于疼痛部位。艾草能温经通络，粗盐可持久发热，两者协同有助于缓解慢性腰肌劳损。热敷时请注意将温度控制在45℃左右，避免烫伤皮肤。

◎ 情绪解压阀

· 玫瑰陈皮解郁茶

取干玫瑰花5朵、陈皮3克，用沸水冲泡后加盖焖8分钟即可饮用。此茶中玫瑰能疏肝解郁，陈皮可理气健脾，尤其适合缓解情绪烦躁与食欲不振。若需增强养血安神效果，可在冲泡时加入2颗去核红枣作为升级配方。

· 酸枣仁安眠饮

取炒酸枣仁15克（捣碎后煮20分钟），茯苓5克（关火后放入焖泡）。此方中酸枣仁养心安神，茯苓健脾利湿，共同改善失眠多梦。建议于睡前1小时温服，并搭配温水泡脚以增强效果。

· 百合莲子清心粥

取干百合10克（需提前浸泡1小时）、去心莲子20克（需提前浸泡1小时），与小米50克一同煮粥食用；此粥中百合清心润肺，莲子健脾养心，尤其适合心火旺盛所致的烦躁不安，建议早餐食用，并搭配深呼吸练习（吸气4秒、屏息2秒、呼气6秒）以增强宁心安神之效。

◎ 四季养生茶单

● 春季（2~4月）

宜饮用养肝茶如蒲公英菊花茶（取蒲公英5克与菊花3朵同泡），可疏肝清热、明目解郁；同时为预防春季多发的过敏现象，可搭配黄芪防风饮（以黄芪10克加防风5克煎煮），此方益气固表、祛风御邪。

● 夏季（5~7月）

养生宜饮用清心茶如荷叶冬瓜皮茶（取干荷叶5克与冬瓜皮10克同煮），可清心祛暑、利湿化浊；同时为预防夏季暑热中暑，可搭配薄荷绿豆汤（以绿豆50g煮汤后加入薄荷叶10片稍焖），此方清热解毒、生津止渴。

● 秋季（8~10月）

宜常饮润肺茶如雪梨罗汉果茶（取雪梨半个与罗汉果1/4个同煮），可润肺止咳、清热化痰；同时为预防秋季多发的口干咽燥等秋燥症状，可搭配玉竹麦冬饮（以玉竹10克加麦冬5g煎水代茶），此方滋阴润燥、生津止渴。

● **冬季（11~1月）**

宜常饮补肾茶如肉苁蓉红枣茶（取肉苁蓉5克与红枣3颗同煮），可温补肾阳、益精养血；同时为抵御冬季严寒，可搭配姜枣桂圆茶（以生姜3片、红枣3颗与桂圆肉5粒共煮），此方温中散寒、益气补血。

空调房生存法则：守护阳气

夏季空调房虽是避暑之所，却是中医视角下耗伤阳气的“隐忧之地”。空调制造的寒凉与夏季自然温热相悖，形成“非时之气”。人体在暑热时腠理开泄，骤然遇冷则寒邪直中，凝滞气血，损伤阳气。长期滞留空调环境更易形成“内虚外寒”体质。

◎ 穿衣法则：打造全方位防护系统

● **分层穿衣法**

内层选择竹纤维等透气速干面料的T恤，避免汗液滞留体表；中层搭配薄款针织衫或卫衣，便于根据体感温度灵活穿脱；外层可备一件亚麻西装或薄风衣，既适合正式场合，又能有效防风保暖。

● **局部强化装备**

可将真丝围巾叠成三角巾作为护颈神器，绕颈两圈并固定于后颈；暖腹腰带可使用艾草发热贴（药店有售），直接贴于肚脐下方四指处；护膝可采用旧袜子剪成护膝套的妙招，内部缝入可微波加热1分钟的粗盐包使用。

◎ 饮食调理：以内养外，温中散寒

首要原则是拒绝“冰火两重天”，切忌在空调房内大口饮用冰镇饮料、食用冰激凌或生冷瓜果（如西瓜、甜瓜），以免直接损伤脾胃阳气。建议养成饮用温水或热茶（如生姜红茶、桂圆红枣茶）的习惯，以温暖中焦、促进循环；午餐可选择温热有汤的餐食，如一碗热汤面，帮助身体发汗排寒。此外，可在日常饮食中适量加入生姜、大蒜、胡椒、肉桂等温性香料，有助于驱散体内寒气。

◎ 作息活动：动静结合，激发阳气

应避免久坐不动，建议每隔1小时起身活动5~10分钟，通过伸展四肢、走动来促进气血流通。在座位上也可进行简单工位运动，如转颈、耸肩、勾绷脚尖、抬腿等，以改善末梢循环。此外，可利用午休时间到室外阳光下游走15~20分钟，呼吸新鲜空气，吸收自然界阳气。

◎ 环境调节：改善微气候，减少寒邪

建议将空调温度设置在25~26℃，避免室内外温差超过8℃，同时注意调整出风口方向，避免直吹头部、颈背及膝盖等关键部位。由于空调运行时会抽湿导致空气干燥，易刺激呼吸道，可通过使用加湿器或在桌面放置一杯水来保持环境湿润。此外，应每天定时开窗通风，确保空气流通。

◎ 下班后调理：培元固本，祛除余寒

建议坚持每晚用40℃左右的热水泡脚15~20分钟，水位应没过脚踝，可加入少许生姜或艾叶以增强驱寒效果。此外，可选择在傍晚进行适度运动，如快走、慢跑或瑜伽，通过自然发汗促进体内寒邪湿气排出。睡前还可按摩腹部（肚脐周围）和足底涌泉穴，起到温煦丹田、补肾暖身的功效。

常见办公不适专项调理

◎ 肩颈急救3D方案

连续3小时伏案工作后，后颈肌肉紧绷如生锈弹簧，可采用以下方法缓解。

风池穴唤醒：后颈发际线凹陷处，与耳垂平齐（参见第56页）。先用拇指垂直轻敲，再用指腹画圈揉按（顺逆各10圈），最后用掌根向肩胛骨方向推按。

肩井穴解压：肩头最高点与大椎穴连线的中点（参见第56页）。用手掌心往内侧揉按15秒，或用手肘尖顶住穴位身体前倾下压（请同事帮忙），也可用网球靠墙滚动按压3分钟。

颈椎三维牵引术：双手交叉抱头向前用力低头30度5秒，后仰至极3秒，左右侧屈各10秒。配合呼吸（低头吸气鼓腹，后仰呼气收腹）。

扫码观看
肩井穴解压

扫码观看
肩井穴解压

◎ 眼疲劳双循环疗法

电子屏幕蓝光刺激下，泪膜稳定性崩溃，可采用：

热敷疗法：决明子+菊花+枸杞子（3：2：1）袋微波加热42℃敷眼10分钟，或热水杯熏蒸3分钟（可加薄荷），或热蛋滚动按摩。

冷敷疗法：冰勺轻触眼周测试后，沿眼眶滑动，重点冷敷攒竹、鱼腰穴（参见第58页）各5秒，并向耳前淋巴推按。后可涂含维生素K眼霜。

眨眼训练：慢速眨眼闭合2秒→用力挤眼1秒→缓慢睁开，每30秒一轮，

持续5分钟。可使干眼症状改善达60%。

◎ 会议坐姿呼吸法

空调冷风直吹后颈，会议进入第三小时，可采用：

坐骨校准术： 臀部后移使坐骨超出椅面1/3，大腿与躯干成110°，晃臀校准重心，想象头顶悬线挺直脊柱形成S曲线。可降低椎间盘压力40%。

舌抵上腭功： 舌尖轻触上牙龈，呼吸同步轻顶放松，自然吞咽唾液。刺激唾液腺分泌，增强口腔免疫。

4-7-8呼吸法： 鼻吸气4秒→屏息7秒→缩唇呼气8秒，循环5分钟。可使皮质醇下降30%。

◎ 午后觉醒术

午后阳光斜照，眼皮如粘胶水，可采用如下方法帮助清醒。

嗅觉唤醒： 薄荷精油滴衣领/手帕刺激三叉神经，或甜橙精油涂腕嗅闻激活交感神经。可稀释后按摩太阳穴。

味觉补给： 含服≥70%可可含量的黑巧克力15克（分3次，黄烷醇≥500毫克/100克）+杏仁5颗（含镁268毫克/100克）+200毫升温水。

冷水刺激： 15~18℃冷水泼面3次，拍颊至微红，再用食指关节从下巴开始向上刮至太阳穴。后可热敷30秒冷热交替。

鼠标手/键盘手专项解救：穴位按摩

从中医角度看，“鼠标手”“键盘手”的核心病机是局部气血瘀滞和经筋劳损。由于手腕长时间保持固定姿势并重复高频率小幅度动作，导致手部及前臂的经筋过度紧张疲劳，甚至出现微小撕裂，形成筋伤。腕部因劳损或受压会使气血运行通道受阻，形成气滞血瘀，导致局部得不到滋养，代谢废物堆积。办公室空调的寒邪易侵袭腕部经络，寒主收引，令筋脉收缩拘急，加重气血凝滞。

◎ 关键穴位：疏通经络的“开关”

大陵穴 手腕核心开关

腕掌横纹中点，两筋之间。属手厥阴心包经原穴，调理腕部气血第一要穴，缓解腕痛、胸闷心悸。

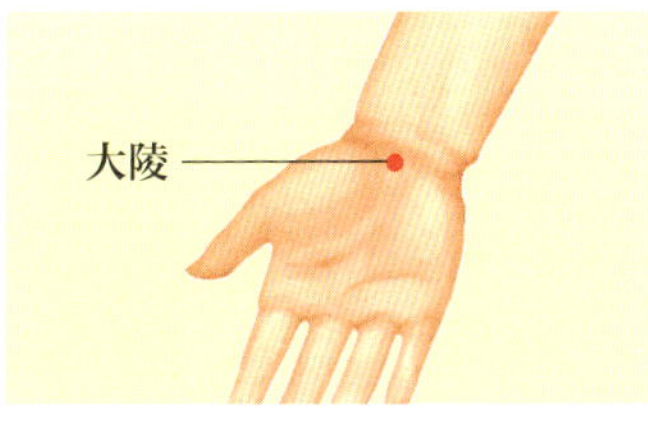

内关穴 宁心安神要道

大陵穴上2寸，两筋之间。同属心包经，调节整条经络气血，缓解前臂酸胀麻木。

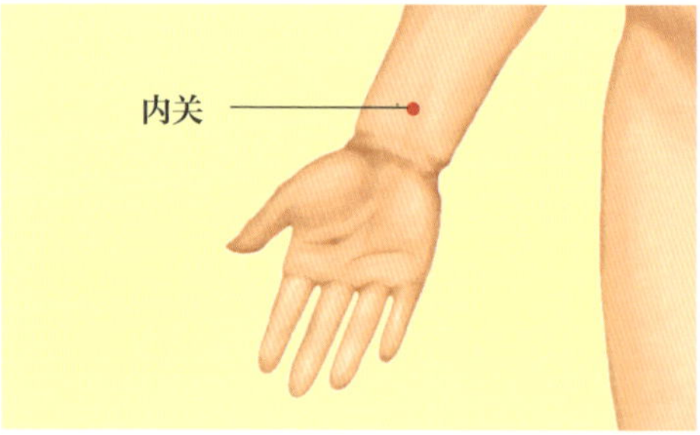

阳池穴 阳气能量源

腕背横纹上，无名指直上凹陷处。属手少阳三焦经原穴，疏通腕背气血，对抗寒邪，改善手腕冰冷无力及头痛。

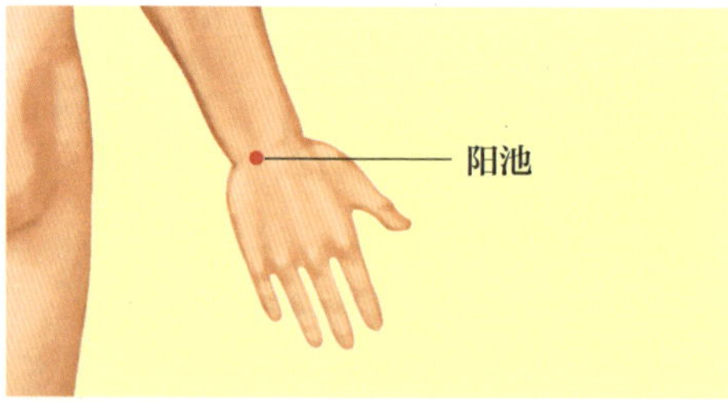

合谷穴 著名止痛穴

手背1~2掌骨间，第二掌骨桡侧中点（虎口）。属手阳明大肠经，强力镇痛，通调手部气血，缓解手指麻木。

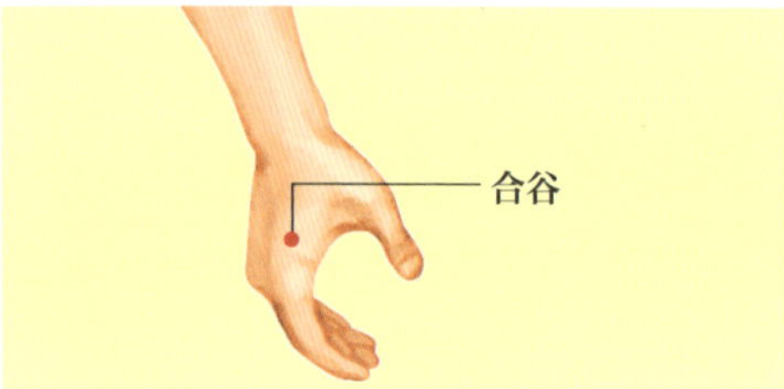

后溪穴 激发督脉阳气

握拳，小指掌指关节后掌纹尽头凹陷。属手太阳小肠经通督脉，舒缓手指痉挛，缓解颈肩僵硬。

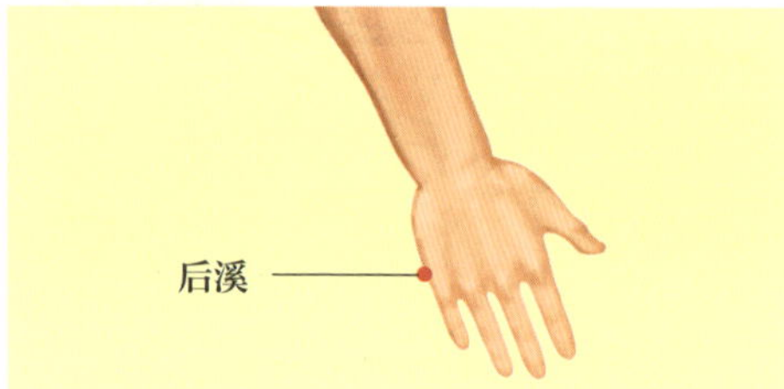

◎ 按摩方法：简单易行的“工位救援”

请在工作间隙，每间隔1~2小时花5分钟进行。

穴位及顺序：大陵→内关→阳池→合谷→后溪。双手交替。

预热放松：先双手掌心相对互搓至热，然后用一手拇指和食指从上到下轻轻捏拿另一只手的前臂及手腕肌肉约1分钟。

点按为主：用拇指指尖（或食指关节）作为发力点，对准穴位持续施加压力，以感到明显酸麻胀痛感（得气）为宜。

循环操作：保持压力，每穴顺时针轻柔按揉1~2分钟。

辅助动作：按摩后做腕关节360度缓慢旋转和手指张开、握拳动作，以巩固效果，滑利关节。

扫码观看
工位救援

（唐宝华　王悦　翟松会）